Y. Stringham · V. Gußmann

Patient Interview and Physical Examination
Anamnese und körperliche Untersuchung

gustav fischer
taschenbücher

Yvonne Stringham · Volker Gußmann

Patient Interview and Physical Examination

Anamnese und körperliche Untersuchung

Eine Anweisung für Ärzte und Fachberufe im Gesundheitswesen

English ⇆ German
Deutsch ⇆ Englisch

Gustav Fischer Verlag · Stuttgart · New York
1990

Anschrift der Verfasser   Address of Authors
Yvonne Stringham
Volker Gußmann
Darmstädter Landstr. 109, 6000 Frankfurt 70

CIP-Titelaufnahme der Deutschen Bibliothek

Stringham, Yvonne:
Patient interview and physical examination : English–German, deutsch–englisch = Anamnese und körperliche Untersuchung / Yvonne Stringham ; Volker Gussmann. – Stuttgart ; New York : Fischer, 1990
(Gustav-Fischer-Taschenbücher)
ISBN 3-437-00586-3
NE: Gussmann, Volker:

© Gustav Fischer Verlag · Stuttgart · New York · 1990
Wollgrasweg 49, D-7000 Stuttgart 70
Das Werk einschließlich aller seiner Teile ist urheberrechtlich geschützt. Jede Verwertung außerhalb der engen Grenzen des Urheberrechtsgesetzes ist ohne Zustimmung des Verlags unzulässig und strafbar. Dies gilt insbesondere für Vervielfältigungen, Übersetzungen, Mikroverfilmungen und die Einspeicherung und Verarbeitung in elektronischen Systemen.
Satz: Typobauer Filmsatz GmbH, Ostfildern
Druck und Bindung: Pustet, Regensburg
Printed in Germany

Geleitwort

Ein zunehmender Kreis von Personen, die im Gesundheitsbereich tätig sind, wird immer häufiger mit Patienten konfrontiert, die sich nur in ihrer Muttersprache oder in Englisch verständlich machen können. In solchen Fällen ist es nicht nur unangenehm, wenn wir nicht imstande sind, eine sinnvolle Kommunikation zum Patienten herzustellen, vielmehr könnten aus einem aneinander Vorbeireden auch unerwünschte Folgen für den Kranken entstehen, was dem Sinn unserer Tätigkeit widersprechen würde.

Deshalb ist es zu begrüßen, daß die Autoren mit dem vorliegenden Buch eine zweisprachige Verständigungsbrücke zwischen dem Kranken und seinen Betreuern gebaut haben. Die übersichtliche Aufgliederung des Textes ermöglicht ein schnelles Auffinden der verschiedenen Fragen, die im Rahmen der Anamnese zu erheben sind und der sich daraus ergebenden Untersuchungsschritte.

Die Anleitungen zur Durchführung der körperlichen Untersuchung, nach topographischen Kriterien unterteilt, enthalten sowohl praktische Hinweise für den Untersuchenden als auch leicht verständliche Erläuterungen für den Patienten über Zweck und Ausmaß der verschiedenen Untersuchungen.

Nebenbei kann das vorliegende Buch als Gedächtnisstütze zur Kontrolle der Vollständigkeit von Anamnese und Befunderhebung dienen. Nicht zuletzt wird es mit seinem deutsch-englischen und englisch-deutschem Wörterverzeichnis für den im Ausland erkrankten Reisenden eine wertvolle Hilfe sein.

Medizinstudenten und junge Ärzte, Krankenschwestern und Pfleger sowie andere in medizinischen Fachberufen tätige Personen können aus diesem Buch zahlreiche nützliche Hinweise entnehmen, die aus dem täglichen Umgang mit Patienten entstanden sind und so praxisnah in den meisten Lehrbüchern nicht zu finden sind.

Januar 1990
Frankfurt am Main   Dr. Dr. med. Erwin W. Rugendorff

Vorwort

Die Idee für dieses Buch entstand während der vielen Gespräche, die wir in den letzten fünf Jahren über den Unterricht von medizinischem Englisch geführt haben. Wir sind beide Lehrer. Frau Stringham ist Sprachlehrerin für Englisch, kommt aus Kanada und unterrichtet in Frankfurt allgemeines Englisch und spezielles medizinisches Englisch für Ärzte, Krankenschwestern und Krankenpfleger sowie andere im Gesundheitsbereich Tätige. Herr Gußmann ist als stellvertretender PDL und Lehrer für Krankenpflege in Friedberg (Hessen) tätig.

Wir sind beide an einer Weiterentwicklung in der Gesundheitsversorgung interessiert. Wir glauben, daß Auslandstätigkeiten für Krankenschwestern/-pfleger, für Ärztinnen und Ärzte wie auch für andere im Gesundheitsbereich tätige Personen hilfreich und sinnvoll sind, weil es allen eine Gelegenheit bietet, das Gesundheitswesen aus einer breiteren Perspektive zu sehen. Die Fähigkeit, englischsprachige Fachliteratur lesen zu können, ist auch für diejenigen wichtig, die auf dem neuesten Stand der Entwicklung in Forschung und Theorie sein wollen. Zudem ist es auch nicht ungewöhnlich, ausländische Patienten in deutschen Krankenhäusern zu haben, die sich nicht in Deutsch verständigen können, jedoch Englisch als Muttersprache oder als Zweitsprache sprechen.

Wir fanden schnell heraus, daß es für medizinisches Englisch nur sehr wenig Unterrichtsmaterial gibt, das auch nur annähernd unseren Vorstellungen entspricht. Aus diesem Grund entschlossen wir uns, einen eigenen Lehrplan zu entwickeln. Wir haben oft darüber diskutiert, wie manches ganz anders in der englischen Sprache als im Deutschen angesprochen und ausgesprochen werden kann. Hilfreich waren dabei vor allem die Diskussionen mit den unterschiedlichsten Leuten, die im Gesundheitsbereich tätig sind. Auch Patienten und ehemalige Patienten, die sich bereit erklärt haben, sich im Unterricht für Patienteninterviews zur Verfügung zu stellen sowie die Bereit-

Foreword

The idea for this book was generated during some five years of conversations about teaching Medical English. We are both teachers. Ms. Stringham, a public school teacher from Canada, teaches general English and special medical English in Frankfurt to doctors, nurses and others in the health field. Mr. Gußmann is deputy director of nursing and nursing instructor in the county hospital in Friedberg (Hessen).

Both of us are interested in further developments in health care. We believe that working in other countries can be helpful for German nurses, doctors, and other professionals because it gives an opportunity to see health care from a broader perspective. In addition, being able to read professional literature in English is important for those who want to stay abreast of the latest developments in research and theory. It is also not unusual to have patients in German hospitals who do not speak German but who speak English as a first or second language.

We soon found that there were very few teaching materials for medical English which met our expectations and so started to create our own curriculum. We often discussed the way in which certain things are dealt with and expressed in English, often in contrast to the way the same things are handled in German. The content of the courses was therefore revised and refined many times. The discussions held with patients who were willing to take part in the courses as interview-partners was also very helpful to us, as was the course participants'

schaft der Kursteilnehmer/innen, ihre eigenen Erfahrungen und Empfindungen mit einzubringen, waren für uns eine große Hilfe beim Zusammentragen von Inhalten für dieses Buch, das so allmählich entstand.

Die Motivation schließlich, dieses Buch zu schreiben, kam durch die Reflexionen der Erfahrungen, die wir in Krankenhäusern sowie in Arztpraxen und anderen Gesundheitseinrichtungen sowohl in der Bundesrepublik Deutschland als auch im Ausland machten. Viele dieser Erfahrungen waren für uns frustrierend. Wir hatten oft den Eindruck, daß die Situation des Patienten und seine Fragen sowie die seiner/ihrer Familie und Freunde nicht angemessen im Gesundheitsprozeß Beachtung fanden.

Gespräche, die wir in den letzten Jahren in vielen Ländern mit Laien und auch mit Personen aus dem Gesundheitsbereich hatten, zeigten uns, daß der Wunsch und das Bestreben nach einem humaneren Gesundheitssystem vorhanden ist, einem System, das selbstverständlich kosteneffektiver ist, das aber auch dem Patienten mit Hilfe medizinisch geschulter Personen ermöglicht, für seine/ihre Gesundheit mehr eigene Verantwortung zu übernehmen. Wichtig ist auch, dem Wunsch nach Anerkennung und Vollgültigkeit der einzelnen im Gesundheitswesen vertretenen Berufsgruppen gerecht zu werden, und zwar sowohl für das Interesse des Patienten als auch einer besseren partnerschaftlichen Zusammenarbeit. Demgemäß legen wir dieses Buch als praktische Hilfe im Umgang mit Patienten und deren Familien vor und gleichzeitig soll es einen Beitrag zur Bewußtseinsveränderung im Gesundheitswesen darstellen.

Unser Dank gilt allen, die uns beim Schreiben dieses Buches Anregungen und Unterstützung zuteil werden ließen. Besonders bedanken möchten wir uns bei Frau Dr. med. Annette Müller und Herrn Dr. med. Axel Elsner für ihre Mitwirkung und kooperative Begleitung durch alle Teile dieses Projekts hindurch sowie für ihre Teilnahme an den Inhaltsdiskussionen

readiness to share their own experiences and reflections. In this way, the material for this book was gradually accumulated and developed.

The motivation for writing this book comes as well from reflection on a number of experiences with hospitals, doctors' practices and other health services here in Germany as well as in other countries. Many of these experiences were frustrating. We often had the impression that the perspectives and questions of the patient and family or friends were not adequately considered in the health care process.

Conversations we have had with health care professionals and lay people in many countries over the past years show that there is concern for creating a more human health system – one that is more cost-effective, of course, but one that allows the patient to be more responsible for his/her health with the support of professionals. There is a desire for the competence of each profession to be recognised, so that better team work can occur, which will benefit the patient as well as the members of the health team. This book, therefore, has been written to be a practical aid in dealing with patients and their families, and should, at the same time, make a contribution to the development of new perspectives for the future in health care.

We wish to express our gratitude to all those who gave us ideas and support in the writing of this book. We especially want to thank Dr. med. Annette Müller and Dr. med. Axel Elsner for their cooperation and assistance during all stages of this project. Their participation in discussing the content of

und der Mithilfe bei Übersetzungen. Wir möchten auch Frau Simone Reuter, Medizinstudentin, Frau Anne Kaupper-Foisinger, Ärztin und den vielen Kursteilnehmern für Medical English Dank sagen. Frau Christel Engelmann danken wir für die sorgfältige Korrekturlesung. Bedanken möchten wir uns auch bei Herrn Dr. Wulf von Lucius vom Gustav Fischer Verlag sowie den Verlagsmitarbeitern für die Anregungen, die Geduld und das Entgegenkommen. Nicht zuletzt möchten wir John Stringham und den Kindern der Familie Stringham – Esther, Jonathan, Dara und Hannah – für die vielen sichtbaren und unsichtbaren Unterstützungen unserer Arbeit an diesem Buch danken.

April, 1989
Yvonne Stringham   Volker Gußmann

the book as well as working on the translation and editing has been invaluable. We also wish to thank Ms. Simone Reuter, medical student, Mrs. Anne Kaupper-Foisinger, physician, the participants in medical English classes, and Ms. Christel Engelmann who proof-read the manuscript. In addition, we want to thank Dr. Wulf von Lucius of the Gustav Fischer Publishing Company, as well as all the staff, for their encouragement, assistance and cooperation in bringing this book into reality.
And not least, we wish to express our appreciation and gratitude to John Stringham and the Stringham's children – Esther, Jonathan, Dara and Hannah – for their support of our work in many visible and invisible ways.

April, 1989
Yvonne Stringham   Volker Gußmann

Inhalt

Einführung 2
Sinn und Zweck der Anamnese 8
Hinweise für die Erstellung der Anamnese 12
Anamnese in der Krankenpflege 16
  Pflegeziele 20
  Wie Krankenschwestern/-pfleger dieses Buch
  benutzen können 22
Patientenbeobachtung 26
Schema der Patientenanamnese 32
Patienten-Anamnese 40
Fragen zur Person 40
Fragen zur Klärung der derzeitigen Gesundheits-
probleme und deren Geschichte 44
Übersicht über die Körpersysteme 50
  Einführung 50
  Kopf und Augen 50
  Atemwege einschließlich Ohren, Nase, Hals 54
  Herz- und Kreislaufsystem 60
  Verdauungstrakt 64
  Urogenitaltrakt und Geschlechtsorgane 70
  Nieren und ableitende Harnwege – Fragen für
  Männer und Frauen 72
  Ableitende Harnwege und Geschlechtsorgane –
  Fragen für Männer 76
  Geschlechtsorgane – Fragen für Frauen 78
  Haut 92
  Endokrines System 96
  Skelettmuskulatur 100
  Nervensystem inkl. geistiger u. psychischer Zustand 104
Persönliche körperliche Gesundheitsgeschichte 112
Gesundheitsgeschichte der Familie 118
Persönliches und soziales Umfeld 122
Die körperliche Untersuchung 128
  Einführung 128
  Hinweise für die Durchführung der Untersuchung .. 130

Contents

Introduction	3
Purpose of the anamnesis	9
Hints for conducting the anamnesis	13
Anamnesis in nursing	17
Objectives of nursing	21
How nurses may use this book	23
Observation of the patient	27
Format of patient anamnesis	33
Patient anamnesis	41
Basic identifying information	41
Questions to identify the current health problem and its history	45
Review of body systems	51
Introduction	51
Head and eyes	51
Respiratory system including ears, nose, throat	55
Cardio-vascular system	61
Digestive system	65
Genito-urinary system	71
Urinary system – Questions for male and female patients	73
Genito-urinary system – Questions for male patients	77
Genito-urinary system – Questions for female patients	79
Skin	93
Endocrine system	97
Musculoskeletal system	101
Nervous system (incl. mental status review)	105
Personal physical health history	113
Family health history	119
Personal and social background	123
Physical examination	129
Introduction	129
Hints for conducting the physical examination	131

Durchführung der körperlichen Untersuchung 140
Messen der Vitalzeichen 140
Untersuchung der Skelettmuskulatur 142
Untersuchung des Kopfes 146
Untersuchung der Augen 148
Untersuchung der Ohren 154
Untersuchung der Nase und der Nasennebenhöhlen 158
Untersuchung von Mund, Zähnen und Rachenraum 160
Untersuchung des Nackens 166
Untersuchung von Thorax und Lungen 170
Untersuchung der Brust 174
Untersuchung vorderer Brustkorb und Herz 182
Untersuchung des Bauches 186
Untersuchung der Extremitäten 198
Untersuchung der Genitalien beim Mann 200
Untersuchung der Genitalien bei der Frau 216
Wörterverzeichnis deutsch-englisch 228

Conducting the physical examination 141
Measuring the vital signs 141
Examination of the musculoskeletal system 143
Examination of the head 147
Examination of the eyes 149
Examination of the ears 155
Examination of the nose and sinuses 159
Examination of mouth, teeth and throat 161
Examination of the neck 167
Examination of the thorax and lungs 171
Examination of the breasts 175
Examination of the anterior thorax and heart 183
Examination of the abdomen 187
Examination of the extremities 199
Examination of the genitalia-male 209
Examination of the genitalia-female 217
Glossary English-German 245

Einführung

Der Inhalt dieses Buches wurde in den seit 1983 für Ärzte, Krankenschwestern und Krankenpfleger geleiteten Sprachkursen für medizinisches Englisch entwickelt. Es fiel uns auf, daß sowohl Ärzte wie auch Krankenpflegepersonen und andere im Gesundheitsbereich Tätige (Krankengymnasten, Heilpraktiker/-innen usw.), welche Englisch als Zweitsprache sprechen, oft Schwierigkeiten haben, die richtigen Wörter zu finden, um in der Lage zu sein, mit dem Patienten über seine/ihre Gesundheit und Krankheit zu sprechen.

In diesem Buch sind die Fragen, die Sie dem Patienten stellen, vollständig formuliert. Sie sollen Ihnen während der Patientenbefragung eine Hilfe sein, die Fragen korrekt, mit den richtigen Wörtern, der richtigen Wörterreihenfolge und den richtigen Verbzeiten benutzen zu können. Bei der Formulierung der Fragen haben wir Wörter gewählt, wie sie von den meisten Patienten verstanden werden können.

Die Fragen und Kommentare, die auf der rechten Buchseite in Englisch aufgelistet sind, erscheinen auf der linken Seite in der gleichen Reihenfolge in Deutsch. Die deutsche Übersetzung ist keine wörtliche Übersetzung aus dem Englischen, beinhaltet aber sinngemäß das gleiche. Deshalb kann dieses Buch von Personen benutzt werden, die Englisch als zweite Sprache sprechen sowie auch von Deutschsprachigen, die gern ein Handbuch für eine umfassende Patientenanamnese und Patientenuntersuchung haben möchten.

Das Buch ist unterteilt in zwei Hauptteile: die Patientenanamnese und die körperliche Untersuchung.

Patientenanamnese, im Deutschen meistens als **Anamnese** bezeichnet, in englischsprachigen Ländern oft als **case history** oder **the patient history** genannt, ist eine Sammlung von Informationen über den Gesundheitszustand des Patienten, über

Introduction

The material in this book has been developed out of the experience of teaching medical English to doctors, nurses and students since 1983. We have seen that the health professional who speaks English as a second language often has difficulty finding the right words for talking with a patient about his/her health and illness.

In this book the full questions are given so as to aid you in asking the question correctly, using the correct choice of words, word order and verb tense. Language has been chosen that the majority of patients would understand.

The questions and comments are in English on the right side of the book and are in German in the same order on the left side. The German text is not a literal translation, but is the German question that would be used to ask for the same data as the English question. Therefore, this book can be used by the health professional who is working in English as a second language, as well as by the German-speaking professional who would appreciate a guide to conducting a comprehensive patient history and physical examination in German.

The book is divided into two main parts: the patient anamnesis and the physical examination.

In English speaking countries the patient **anamnesis** is often called the **case history** or the **patient history**. It is a collection of information about the health condition of the patient, former health problems, as well as information about his/her

frühere Gesundheitsprobleme sowie über sein Umfeld, das ihn und auch seine Gesundheit beeinflussen. In diesem Buch behalten wir die Bezeichnung **Anamnese** sowohl im englischen wie auch im deutschen Teil für die **gesamte Informationssammlung** bei. Das Wort **history** im Englischen und das Wort **Geschichte** im Deutschen setzen wir gezielt dann ein, wenn wir Informationen über frühere Gesundheitsprobleme des Patienten oder seiner Familienangehörigen wissen wollen. In diesen Fällen verwenden wir z.B. im Englischen **the individual health history** und **family health history** und im Deutschen die Bezeichnung **persönliche Gesundheitsgeschichte** und **Familiengesundheitsgeschichte**.

Die Person, die untersucht oder mit der ein Gespräch geführt wird, wird in diesem Buch als **Patient** bezeichnet. In Amerika werden Patienten häufig als **Klienten** bezeichnet, um zu symbolisieren, daß ihnen der gleiche Respekt und die gleiche Achtung zuteil wird, wie dies unter guten Geschäftspartnern üblich ist. Wir sehen den Patienten als den, der die zentrale Rolle einnimmt und gleichzeitig Hilfe in Anspruch nehmen kann.

In diesem Buch haben wir versucht, männlichen und weiblichen Personen, die im Gesundheitsbereich tätig sind, ebenso wie männlichen und weiblichen Patienten gerecht zu werden, ohne den Text unnötig schwer lesbar zu machen. Deshalb haben wir den Kompromiß gewählt, im deutschen Text meist die maskuline Substantivform und in beiden Texten die männliche und weibliche Pronomenform **er/sie**, **sein/ihr** zu benutzen.

Alle Kommentare in diesem Buch, die an die im Gesundheitsbereich Tätigen gerichtet sind, sind rechts eingerückt.

Den Patienten, die einer sofortigen Behandlung bedürfen (Notfall), werden natürlich nicht alle Fragen gestellt. Die Fragen sind so eingeteilt, daß die, die Sie gerade benötigen, schnell herauszufinden sind. Zum Beispiel wenn ein Patient mit Sym-

social situation which might influence his/her health. In this book we have kept the term **anamnesis** as a way of referring to the **complete process of collecting information about the patient**. The word **history** (in German the word **Geschichte**) is then used only in sub-categories such as **Personal Physical Health History** and the **Family Medical History**.

We have chosen the word **patient** to refer to the person who is being interviewed and/or examined by a health professional. In America the word **client** is being used frequently to encourage health professionals to have the same respect for the wishes and needs of the person as the client has in other situations in which he/she is purchasing a service. We see the patient as the person who has the central role in the health team and who can ask for the help of the others.

In this book we have attempted to refer to both male and female members of the various health professions and to male and female patients, without making the text too difficult to read. In most cases we have used the pronouns **he/she** or **his/her**. Our compromise in the German language text is to use the masculine noun form more often and use both genders in the pronouns.

Throughout this book the comments that are made to you, the health professional, are indented (set farther to the right).

Patients who are in need of immediate attention will not, of course, be asked all the following questions. The questions are organised in such a way that you can quickly locate the questions that you require. For example, if a patient arrives

ptomen eines Herzinfarktes zu Ihnen kommt, brauchen Sie nur das Kapitel **Cardio-vasculares System** im Buchteil **Anamnese** und im Buchteil **Untersuchung** das Kapitel **Herzuntersuchung** aufzuschlagen. Wenn der Zustand des Patienten sich stabilisiert hat, ist noch Zeit, ein ausführlicheres Interview und eine vollständigere Untersuchung durchzuführen.

with symptoms of a myocardial infarct you would turn immediately to questions listed under the **Cardio-vascular System** in the **Anamnesis** section and to the section concerning the **Examination of the Anterior Thorax and Heart** in the **Physical Examination section.** When the patient's condition is more stable you may wish to conduct a more comprehensive interview using the other sections in the book.

Sinn und Zweck der Anamnese

Die Patientenanamnese ist ein wichtiges Instrument im Umgang mit dem Patienten und hat vielfältige Funktionen:

— Es ist die Basis für eine korrekte Einschätzung des Gesundheitszustandes und zur Identifizierung vorhandener Krankheiten und deren Ursachen.

— Es ist eine Hilfe zur Erkennung latenter Gesundheitsprobleme.

— Es hilft Ihnen, die vorhandene Krankheit im Zusammenhang mit den Lebensgewohnheiten des Patienten zu sehen.

— Es schafft die Voraussetzung, eine Verbindung mit dem Patienten herzustellen, in der mit ihm/ihr eine gute Kommunikation möglich wird, die wiederum bei einer späteren Behandlung für den Patienten sehr wichtig ist.

— Es ermöglicht Ihnen, eine passende Patientenberatung durchzuführen, die dem Patienten hilft, seinen Gesundheitszustand künftig nicht nur zu erhalten, sondern auch zu verbessern.

— Es erinnert daran, daß dem Patienten die zentrale Rolle innerhalb des Teams zukommt.

Die Bedeutung der Patientenanamnese ist unumstritten — selbst in Ländern, in denen modernste Technologie für Diagnostik und Therapie vorhanden ist. Alle, die im Gesundheitswesen Diagnostik, Therapie und Behandlung durchführen, haben Gründe, Patientenanamnesen zu erstellen.

Grund der Patientenanamnese, die der Arzt erstellt, ist das Herausfinden von Anhaltspunkten, die die Festlegung von Diagnose und wirksamer Therapie unterstützen. Für Kranken-

Purpose of the anamnesis

The patient anamnesis is an important tool in working with the patient. It serves multiple functions:

— It is the basis for correctly assessing the current health status of the patient as well as identifying the illness that is present and its cause.

— It is an aid to recognition of latent health problems.

— It helps you to see the current illness within the context of the person's life.

— It creates the opportunity to establish good lines of communication with the patient which are invaluable for effective treatment.

— It enables you to create appropriate patient education which will help the patient to be active and effective in maintaining an adequate standard of health in the future.

— It recognises the central role of the patient in the team.

The importance of the patient anamnesis is obvious — even in countries with sophisticated means of diagnosis and treatment. All the branches of health care involved in diagnosis, therapy and treatment have reasons to conduct a patient anamnesis.

For medical doctors the reason may be to search for clues that will aid in diagnosis and effective therapy. For nurses the reason may be to collect data to be able to design and carry

schwestern/-pfleger ist der Grund, eine Patientenanamnese (oft auch Pflegeanamnese genannt) zu erstellen, Daten zu sammeln, um den Pflegeprozeß einzuleiten (siehe Anamnese in der Krankenpflege Seite 16). Andere, die mit der Betreuung der Patienten zu tun haben, werden eigene Gründe haben. Allen gemeinsam ist, dem Patienten bei seiner Gesundung zu helfen.

out the nursing process (see **Anamnesis in Nursing** on page 17). Other professions will have other reasons. All have in common the desire to support the patient in healing.

Hinweise für die Erstellung der Anamnese

Die Qualität der Anamnese und die damit verbundene Brauchbarkeit wird durch Ihre Geschicklichkeit bei der Erhebung der Anamnese und von der Art und Weise bestimmt, wie Sie in der Lage sind, die Beziehung zum Patienten aufzunehmen.

Der Patient sollte in einer Atmosphäre interviewt werden, die so privat wie möglich ist (siehe auch «Vorbereitung für das Patientengespräch», Seite 32).

Stellen Sie sich dem Patienten mit Namen und Ihrer Funktion vor, z.B. «Mein Name ist Dr. Robert; ich bin die Stationsärztin». Oder «Mein Name ist Franklin; ich bin Krankenpfleger». Sprechen Sie klar und deutlich, damit Sie der Patient versteht. Achten Sie darauf, daß Sie auch den Patienten während des Interviews mit seinem Namen anreden.

Setzen Sie sich neben den Patienten. Wenn Sie sich hinter einen Schreibtisch setzen oder mit dem Patienten reden, während Sie am Fußteil des Bettes stehen, entsteht eine räumliche und psychologische Distanz.

Achten Sie darauf, daß Sie keine wertende Äußerung darüber machen, was Sie vom Patienten oder dessen Familienangehörigen bzw. Freunden erfahren. Dies kann dazu führen, daß Ihr/e Gesprächspartner/in nur noch das mitteilt, was ihm/ihr als akzeptabel erscheint.

Je mehr Ihre Geschicklichkeit der Gesprächsführung zunimmt, desto mehr werden Sie in der Lage sein, die Konversation zu lenken, ohne daß der Patient den Eindruck gewinnt, daß Sie nicht genügend Zeit haben. Wenn Sie nicht viel Zeit haben, erklären Sie gleich am Anfang, wie lange Sie sich mit ihm/ihr unterhalten können.

Hints for conducting the anamnesis

The quality of the anamnesis and therefore its usefulness is determined by your skill in interviewing and the relationship that you are able to create with the patient.

The patient should be interviewed in an atmosphere that is as private as possible (see also «Create setting for interview» on page 33).

Begin by introducing yourself by name and by function, e.g. «My name is Dr. Robert. I am the doctor on this ward», or «My name is Mr. Franklin. I am a nurse on this ward.» Speak clearly so that the patient can understand your name. It is also helpful if you call the patient by name during the interview.

Sit down near the patient. If you sit behind a desk, or talk with the patient while standing at the foot of the bed, both a physical and a psychological barrier are created.

During the interview you should take care not to show any value judgement in response to the information that the patient or care person gives, as this often causes your interview partner(s) to give only the information that they think is acceptable.

As your skill in interviewing grows you will be able to keep the conversation directed and moving without giving the impression of having too little time. If you are short of time, tell the patient in advance how much time you have and when you will have time to talk again.

Bei der Formulierung der Fragen sollte möglichst oft darauf geachtet werden, daß sie nicht mit «ja» oder «nein» beantwortet werden können. Mehr Informationen erhalten Sie durch Fragen, bei denen Ihr/e Gesprächspartner/in die Antworten selbst in Sätzen formulieren muß.

Ihre Einstellung beim aufmerksamen Zuhören vermittelt Ihrem Gesprächspartner, daß Sie ihn/sie als Person sehen und achten. Dieses Wohlgefühl erleichtert es dem Patienten, mit der Unsicherheit und dem Streß der Krankheit oder dem Krankenhausaufenthalt umzugehen und unterstützt die Therapie und Behandlung, die eventuell notwendig oder angeordnet wird.

In formulating questions it is important to be careful that not too many can be answered with a simple yes or no. More information is generated by questions which require the patient to formulate an answer in his/her own words.

An attitude of listening carefully to the patient communicates that he/she is seen as a person and is being honoured. This sense of well-being contributes positively to the person's ability to deal with the uncertainty and stress of an illness or hospital stay and supports the therapy and treatment that may be indicated.

Anamnese in der Krankenpflege

Merke: In der Bundesrepublik Deutschland wird die Anamnese meistens als Aufgabe des Arztes angesehen und wird in der Krankenpflege noch nicht in dem Maße angewendet, wie dies in anderen Ländern, z.B. in Amerika oder England, der Fall ist. Aufgrund dessen haben wir hierzu ein paar zusätzliche Anmerkungen geschrieben.

Erfahrene Krankenschwestern/-pfleger sind sich der Bedeutung einer vollständigen Pflegeanamnese in bezug auf Planung und Durchführung aller Pflegemaßnahmen bewußt. Fragen, wie sie von Ärzten gestellt werden und solche, wie sie von Krankenpflegepersonen benutzt werden, können sehr ähnlich sein. Die gesammelten Daten jedoch werden auf ganz unterschiedliche Art und Weise verwendet. Zum Beispiel können beide den Patienten fragen, ob es ihm von Zeit zu Zeit schwindelig wird. Falls der Patient bejaht, wird der Arzt versuchen, die Ursache zu diagnostizieren und zu entscheiden, ob behandelt werden kann oder nicht. Die Krankenpflegeperson dagegen ist sich über die Probleme im klaren, die Schwindelgefühle bei Patienten verursachen können, die gerade auf die Toilette gehen, sich waschen, anziehen usw. Sie fängt an, über Möglichkeiten nachzudenken, wie sie ihm/ihr helfen kann, sich vor Verletzungen zu schützen.

Diese Art zu denken, zu planen und zu handeln wird oft «der Pflegeprozeß» genannt. Der erste Schritt in diesem Prozeß ist **Einschätzung** – dies beinhaltet Datensammlung aus dem Patientengespräch sowie Beobachtung und Untersuchung des Patienten. Besondere Bedeutung haben die vom Patienten selbst formulierten Beschreibungen über seine/ihre Krankheit (die subjektiven Daten). Die von der Krankenschwester/dem Krankenpfleger selbst zusammengestellten Daten, basierend auf den Untersuchungsbefunden oder den Testergebnissen und medizinischen Diagnosen, vervollständigen die vom Patienten gegebene Beschreibung.

Anamnesis in nursing

Note: In Germany, interviewing the patient about his or her health and health problems is usually seen as the job of a doctor. The role of the anamnesis from a nursing point of view is not as well understood in Germany as it is in England and North America. Therefore, we have written this section to deal with this topic.

Experienced nursing staff are aware of the importance of conducting a thorough patient history as the basis for planning all nursing procedures. Questions used by a medical doctor and those used by a nurse may be very similar. The data gathered, however, will be used in quite different ways. For example, both might ask whether the patient is dizzy at times. The medical doctor will attempt to diagnose the source of the dizziness and to determine whether or not it can be treated. The nurse is aware of the problems that dizziness causes in the mobility of the patient and begins to think of ways to help protect the patient from injury while encouraging independence in going to the toilet, getting washed and dressed, etc.

This way of thinking, planning and acting is often called «the nursing process». The first step in this process is **assessment** – consisting of collecting data through patient interview, observation and examination. The value of the patient's own description of his/her problems is strongly emphasised (known as «subjective» data). The nurse's own data, based on examination of the patient or on the results of tests and medical diagnoses complements the patient's own description.

Diese Daten werden dann noch einmal durchgesehen und geben der Krankenschwester/dem Krankenpfleger die Gelegenheit, die Informationen neu zu bedenken und zu ordnen. Anschließend wird eine **Analyse** der derzeitig vorhandenen sowie der möglichen Patientenprobleme und Patientenbedürfnisse gemacht.

Im Anschluß wird eine **Pflegeplanung** erstellt, in der die Krankenschwester/der Krankenpfleger Pflegeziele formuliert und die notwendigen Maßnahmen für den Patienten festlegt. Die Ziele sollen so festgesetzt werden, daß sie meßbar sind und innerhalb der Zeitperiode erreicht werden können, in der die Krankenpflegeperson mit der Betreuung des Patienten beauftragt ist. Zusätzlich sollen Fernziele festgelegt werden. Soweit wie möglich sollen die Pflegeziele, der Pflegeplan und die Pflegemaßnahmen mit dem Patienten und den Personen, die die Betreuung des Patienten übernehmen, durchgesprochen werden.

Während der **Durchführung** der geplanten Pflege wird der Patient kontinuierlich beobachtet, und neue Daten bzw. Informationen werden notiert. Diese Maßnahmen können «so einfach» sein wie zum Beispiel das Hochstellen des Kopfteils oder «so komplex» wie eine postoperative Überwachung. Jede Tätigkeit, die die Pflegeperson durchführt, basiert auf der beruflichen Qualifikation und Erfahrung der Pflegeperson sowie auf den Bedürfnissen des Patienten und den Pflegezielen.

Alle Maßnahmen, die geplant waren und durchgeführt wurden sowie deren Ergebnisse müssen dokumentiert werden. Die nicht ausgeführten Maßnahmen müssen ebenfalls dokumentiert werden. In diesem Fall ist es notwendig, eine Begründung dazuzuschreiben.

Die Aufgaben der Pflege sind vielseitig: Wahrnehmung von Bedürfnissen akut kranker Personen aber auch Unterweisung und Unterstützung der Patienten im Umgang mit deren chronischer Krankheiten oder während deren Genesung nach einer ernsthaften Krankheit oder Operation.

This data is then reviewed, giving the nurse the opportunity to re-organise the information. An **analysis** is made of the patient's current needs and problems as well as those which could develop (potential problems).

A care **plan** is developed in which the nurse formulates goals for the patient and determines what care will be needed. Goals should be set that can be reached within the time period that the nurse will be caring for the patient, in addition to setting long-term goals. Goals should be stated so that they can be measured. Inasmuch as possible, these goals, plans, and nursing procedures should be discussed with the patient and his/her caretakers.

The planned care is carried out **(implementation)** during which the patient is constantly observed and new data is noted. These procedures may be as «simple» as adjusting the head of the bed or as «complex» as monitoring a patient postoperatively. Each intervention of the nurse is based on a body of knowledge gained through training and experience, on information about the patient's needs and the goals of care.

Documentation of what was accomplished from the care plan and the results, as well as what was not accomplished and why not, is essential.

The responsibilities of the nurse are manifold: recognition of and caring for the needs of acutely ill patients, as well as teaching and supporting the patient in dealing with chronic illnesses or the recovery after a serious illness or surgery.

Die Pflegemaßnahmen werden anhand erwarteter und aufgetretener Ergebnissen ausgewertet und entsprechend neu festgelegt. Die **Auswertung** ist ein neuer Schritt und nicht das Ende eines Pflegeprozesses und ermöglicht der Krankenschwester/dem Krankenpfleger mehr über die Pflege zu lernen und macht Krankenpflegeforschung zu einem aktiven Prozeß.

Krankenpflegeprozeß	
Einschätzung	Subjektive Daten – Patienteninterview Objektive Daten – Untersuchungen, Tests
Analyse	Identifizierung derzeitig vorhandener und eventueller Probleme und Bedürfnisse
Planung	Entwickeln von Pflegezielen. Festlegung angemessener Pflegemaßnahmen
Ausführung	Ausführung der Pflegemaßnahmen Dokumentation
Auswertung	Kontrolle, ob die Pflegeziele erreicht wurden. Feststellen des derzeitigen Zustandes des Patienten

Diese Schritte eines kontinuierlichen Prozesses werden so lange wiederholt, wie die Interaktion mit dem Patienten andauert.

Pflegeziele

– dem Patienten eine sichere Umgebung schaffen
– sicherstellen, daß alle Körperfunktionen möglichst optimal erhalten bleiben
– den Patienten psychologisch und soziologisch unterstützen

Care is evaluated based on expected and actual results and adjustments are made in the nursing care or, if necessary, in the nursing goals. This **evaluation** is a new beginning point, not an end. Appropriate changes in the patient's care will be made and the nurse will have the opportunity to learn more about nursing. This makes nursing an active research process.

Nursing Process	
Assessment	Subjective data – patient interview Objective data – examination, tests
Analysis	Identification of current and potential needs and problems
Planning	Creating goals for patient care Determining appropriate nursing care
Implementation	Carrying out the nursing care Documentation
Evaluation	Checking to see if goals were met Identify current condition of the patient

These steps form a continuous process that is repeated as long as there is interaction with the patient.

Objectives of nursing

— to create a safe environment for the patient
— to insure that all bodily functions are maintained at an optimal level
— to support the patient psychologically and socially

- den Patienten befähigen, seine eigene Gesundheit zu planen und dafür verantwortlich zu sein

Dies beinhaltet Aufmerksamkeit für alle Aktivitäten des täglichen Lebens (ATLs) des Patienten. Die Art und Weise, wie diese ATLs durchgeführt werden, hängen vom Alter, vom körperlichen und geistigen Zustand, von der Kultur und Religion etc. ab. Nancy Roper, englische Krankenschwester und Krankenpflegeforscherin, definiert die ATLs als:

- erhalten einer sicheren Umgebung
- kommunizieren
- atmen
- essen und trinken
- ausscheiden
- waschen und kleiden
- Regulierung der Körpertemperatur
- sich bewegen
- arbeiten und spielen
- Sexualität zum Ausdruck bringen
- schlafen
- sterben

Zusätzliche Informationen bezüglich dieser ATLs und des gesamten Pflegeprozesses können in Büchern nachgelesen werden, die wir in der Literaturliste aufgeführt haben.

Wie Krankenschwestern/-pfleger dieses Buch benutzen können

Die Fragen in diesem Buch im Kapitel Patientenanamnese können von Krankenpflegepersonen beim Patientengespräch als Teil des ersten Schrittes im Krankenpflegeproz eß benutzt werden. Auch das Kapitel der Krankenbeobachtung ist für die Krankenpflegeperson im Umgang mit dem Patient hilfreich. Sowohl das Gespräch als auch die eigenen Beobachtungen, unterstützt durch eigene Untersuchung des Patienten, können die Sensibilität der Krankenpflegeperson fördern und sie befä-

- to enable the patient to plan and be responsible for his/her own health

This involves giving attention to the activities that are a part of every patient's daily life. The way these activities are performed may vary widely based on age, state of physical and mental health, culture and religion, etc. Nancy Roper, British nurse, instructor and nursing researcher, defines the activities of daily living as:

- maintaining a safe environment
- communicating
- breathing
- eating and drinking
- eliminating
- personal cleansing and dressing
- controlling body temperature
- mobilising
- working and playing
- expressing sexuality
- sleeping
- dying

Additional information concerning these activities as well as the nursing process is available both in German and English literature listed in the Bibliography.

How nurses may use this book

The questions in the Patient Anamnesis section of this book may be used by nurses to interview the patient as part of the first step in the nursing process. The section on patient observation is also useful for nurses. The interview, as well as personal observation, supported by an examination of the patient, can increase the sensitivity and perception of the nurse

higen, mit anderen im Gesundheitsbereich Tätigen, die mit der Behandlung und Pflege des Patienten beauftragt sind, die dazu notwendigen Pflegemaßnahmen zu besprechen, entsprechend zu planen und durchzuführen.

and allow him/her to competently discuss, plan and carry through the management of the patient's care with doctors and other health professionals who are associated with the patient.

Patientenbeobachtung

Wertvolle Erkenntnisse können Sie während des Gesprächs durch sorgfältige Beobachtung des Patienten erhalten. Die folgenden Fragen werden Ihnen helfen, soviel wie möglich an Informationen zu sammeln.

1 Welche Stimmqualität hat der Patient?
   – Ist sie/er heiser?
   – Ist aus der Stimme des Patienten Angst und Besorgnis zu hören?

2 Hat er/sie Husten?

3 Ist die Atmung des Patienten normal?
   – Kann sie/er sprechen, ohne kurzatmig zu werden?

4 Hat der Patient normal geformte Körperteile (Ohren, Nase, Gesicht, Hand und Finger)?

5 Gibt es irgendwelche sichtbare Wucherungen im Gesicht, am Hals, an den Armen oder Händen?

6 Sind die Hände oder das Gesicht geschwollen?

7 Sind Ihnen irgendwelche Hautausschläge oder abnorme Hautveränderungen aufgefallen?

8 Macht der Patient unwillkürliche Bewegungen mit dem Kopf oder den Extremitäten?

9 Ist der Patient zu Jahreszeit und Witterung passend gekleidet? Ist sie/er sauber und ordentlich gekleidet?

10 Ist der Patient entsprechend seiner Körpergröße zu schwer oder untergewichtig?

Observation of the patient

Valuable information can be gained about the patient through careful observation during the interview and/or physical examination. The following questions will serve to help you collect as much information as possible.

1. What is the patient's voice quality?
   - Is he/she hoarse?
   - Does his/her voice show fear and anxiety?

2. Does he/she have a cough?

3. Is the patient breathing normally?
   - Can he/she speak without shortness of breath?

4. Does the patient have normally formed ears, nose, face, hands and fingers?

5. Are there any growths visible on the face, neck, arms, or hands?

6. Are the hands or face swollen?

7. Do you notice any skin rashes or abnormal skin changes?

8. Does the patient have any involuntary movements of head or extremities?

9. Is the patient appropriately dressed for the season of the year? Is he/she clean and neat?

10. Is the patient too heavy or too thin for his/her height?

11 Ist der Patient entsprechend seines Alters und der Kultur groß genug?

12 Sind die Augen des Patienten klar?

13 Trägt der Patient eine Brille oder Kontaktlinsen?

14 Ist der Patient lichtempfindlich?

15 Schielt der Patient?

16 Hat der Patient einen Körpergeruch, der auf mangelnde Körperhygiene oder Hautkrankheiten deutet?

17 Kann der Patient ohne fremde Hilfe gehen?
— Hinkt der Patient, oder wirkt er schwach und unsicher?

18 Ist der Patient zeitlich, örtlich und über seine eigene Identität orientiert?

19 Kann sich der Patient an Ereignisse aus jüngster Vergangenheit und an solche erinnern, die schon etwas länger zurückliegen?

20 Ist der Patient in der Lage, Augenkontakt mit Ihnen zu halten?

21 Haben Sie den Eindruck, daß der Patient mit seinem/er Begleiter/in gut zurechtkommt?

22 Erscheint Ihnen der Patient
zufrieden/glücklich	oder	traurig
gesprächig/redselig	oder	verschwiegen
offen	oder	verschlossen
ruhig	oder	aufgebracht/verärgert
entspannt	oder	nervös/angespannt
wachsam	oder	verwirrt/zerstreut
belebt/aufmunternd	oder	depressiv/niedergeschlagen?

11 Is the person tall enough for his/her age and culture?

12 Are the patient's eyes clear?

13 Does the patient wear glasses or contact lenses?

14 Does the patient seem to be disturbed by light?

15 Does the patient squint?

16 Does the patient have a body odour that might indicate poor hygiene or a skin disorder?

17 Can the patient walk without assistance?
   – Can the patient move without stiffness, limping, weakness?

18 Is the patient aware of time and place as well as his/her own identity?

19 Is the patient able to remember recent as well as more remote events?

20 Is the patient able to hold eye contact with you?

21 Does the patient seem to be at ease with the accompanying person(s)?

22 Does the patient seem to be

happy	or	sad
talkative	or	quiet
open	or	secretive
calm	or	upset/angry
relaxed	or	nervous/tense
attentive	or	distracted
animated	or	depressed?

23 Was könnte die Ursache für die o.g. Reaktionen sein?
   – die Umgebung, in der das Interview geführt wurde, war dem Patienten unangenehm
   – mangelnde Berücksichtigung der Intimsphäre
   – unterschiedliche Geschlechter zwischen Interviewer und Patient (Arzt – Patientin/Ärztin – Patient)

   – die Sorgen des Patienten über seine/ihre Krankheit
   – Einfluß chronischer Erkrankung
   – Patient hat Schmerzen
   – kulturelle Unterschiede zwischen medizinischem Personal und Patient
   – Altersunterschied zwischen medizinischem Personal und Patient (Wahrnehmung von Lücken in Erfahrung und Hintergrundwissen)

24 Welchen Einfluß haben die o.g. Faktoren auf den Patienten und seine Reaktion während des Gespräches?

25 Was können Sie machen, um die negativen Faktoren zu reduzieren?

23 What factors might be the cause for the above reactions?
- the interview environment makes the patient feel ill at ease
- lack of privacy
- sexual difference of interviewer and the patient (e.g. male doctor − female patient, female doctor − male patient)
- patient's concern about his/her illness
- long-term effect of chronic illness
- patient is experiencing pain
- cultural differences between health care professional and the patient
- age difference between the health professional and the patient (perception of a gap in experience and background)

24 What influence might these factors have on the patient and his/her reactions during the interview?

25 What could you do to minimise the negative factors?

Schema der Patientenanamnese

1 Vorbereitungen für das Patientengespräch

- Kollegen/innen sollten darüber informiert sein, daß Sie ein Patientengespräch führen werden, damit unnötige Störungen vermieden werden. Störungen gleich welcher Art können den Patienten und auch Sie aus dem Fragen- bzw. Mitteilungsrhythmus bringen. Es kann also dazu führen, daß Sie entweder ungenaue oder nicht vollständige Aussagen erhalten.
- Wählen Sie einen Platz für das Gespräch, welcher von äußeren Einflüssen ungestört ist und wo sich sowohl der Patient als auch Sie wohlfühlen. Achten Sie dabei auch darauf, daß der Patient bequem sitzen – oder wenn nötig bequem liegen – kann.
- Denken Sie die Reihenfolge durch in der Sie das Gespräch führen möchten, und bereiten Sie leeres Papier vor, auf dem Sie Notizen machen können. Standardisierte bzw. vorgefertigte Formulare werden besser unmittelbar nach dem Gespräch ausgefüllt.
- Informieren Sie den Patienten rechtzeitig über das beabsichtigte Gespräch und warum dies notwendig ist. Erklären Sie dem Patienten, wie die von ihm/ihr erhaltenen Informationen benutzt und für unberechtigte Personen unzugänglich gemacht werden.

2 Durchführung des Gesprächs

- Sammeln Sie zuerst die Personalien des Patienten. Siehe **Fragen zur Person** Seite 40.
- Fragen Sie nach den z.Z. bestehenden Gesundheitsproblemen. Siehe **Fragen zur Klärung der derzeitigen Gesundheitsprobleme** Seite 44.
- Gehen Sie bei der Befragung des Patienten das gesamte Körpersystem durch, und fragen Sie gleichzeitig nach seinen/ihren Aktivitäten des täglichen Lebens. Siehe **Systemüberblick** von Seite 50 bis Seite 110.

Format of patient anamnesis

1 Create setting for interview

— Co-workers should be informed that the interview will take place so that they can protect you and the patient from unnecessary interruptions which could cause you or the patient to lose your train of thought which might mean that only partial information would be collected.

— Choose a place for the interview which is protected from external disturbances and in which both you and the patient can feel comfortable. Be sure the patient is sitting or lying comfortably.

— Think through the interview process you want to use. You should have blank sheets of paper on which to take notes. Standardised forms are best filled out immediately after the interview.

— Inform the patient in advance that the interview will take place as well as why the interview is important. Tell the patient how the information he/she gives will be used and how confidentiality will be assured.

2 Conduct the interview

— Collect basic identifying data about the patient. See **Basic Identifying Information** on page 41.
— Ask questions about the current health problem. See **Current Health Problem** on page 45.

— Review all the body systems and patient's daily living activities. See sections under **Systems Review** on pages 51 to 111.

- Notieren Sie die individuelle körperliche Gesundheits- bzw. Krankengeschichte. Siehe **Persönliche körperliche Gesundheitsgeschichte** Seite 112.
- Dokumentieren Sie die Familiengesundheitsgeschichte. Siehe **Familiengesundheitsgeschichte** Seite 118.
- Erfragen Sie das persönliche und soziale Umfeld. Siehe **Persönliches und soziales Umfeld** Seite 122.

3 Beenden des Gesprächs

- Danken Sie dem Patienten für die Informationen und bieten Sie ihm/ihr weitere Möglichkeiten zu sprechen an, falls er/sie noch etwas sagen will.
- Bevor Sie den Patienten verlassen, fragen Sie, nochmals, wie er/sie sich fühlt und ob er/sie irgend etwas benötigt. Danach geben Sie Ihren Kollegen Bescheid, daß das Gespräch beendet ist.

4 Auswertung des Gesprächs
- Übertragen Sie ihre Notizen in die Patientendokumentationsunterlagen.
- Gehen Sie das Gespräch durch, um Anhaltspunkte zu finden, die Ihnen helfen, notwendige Maßnahmen zu treffen.
- Markieren Sie die Stellen, die Ihnen als Information nicht ausreichend sind. Besprechen Sie dies später mit dem Patient.
- Schreiben Sie auf, was Ihnen am Patienten aufgefallen ist (z.B. auch Beobachtungen, die rein intuitiv sind).
- Notieren Sie mögliche Wege, wie Sie mit dem Patienten arbeiten bzw. umgehen können (Lernart des Patienten).
- Überlegen Sie, welche anderen Personen mit der Betreuung des Patienten einbezogen werden sollen, und was diese an Information brauchen.

- Record the individual's physical health history. See **Personal Physical Health History** on page 113.

- Record the family health history. See **Family Health History** on page 119.
- Ask about the social background. See **Personal and Social Background** on page 123.

3 Bring the interview to a close

- Thank the patient for the information and offer him/her further opportunities to talk if the patient thinks of some other information he/she would like to share.
- Before you leave the patient, ask again how he/she is feeling and whether or not he/she needs anything. Notify other staff members that the interview has been completed.

4 Evaluation of the interview
- Transcribe notes into the appropriate documentation forms.
- Study the interview to identify patterns and consider appropriate further measures to take.

- Note points where information is not sufficient. Discuss these points later with the patient.

- Make notes about what you noticed about the patient (include your intuitions as well).
- Make notes about possible ways to work with the patient (learning style of the patient).
- Consider other health professionals who may be involved in the care of the patient and the information they will need.

36

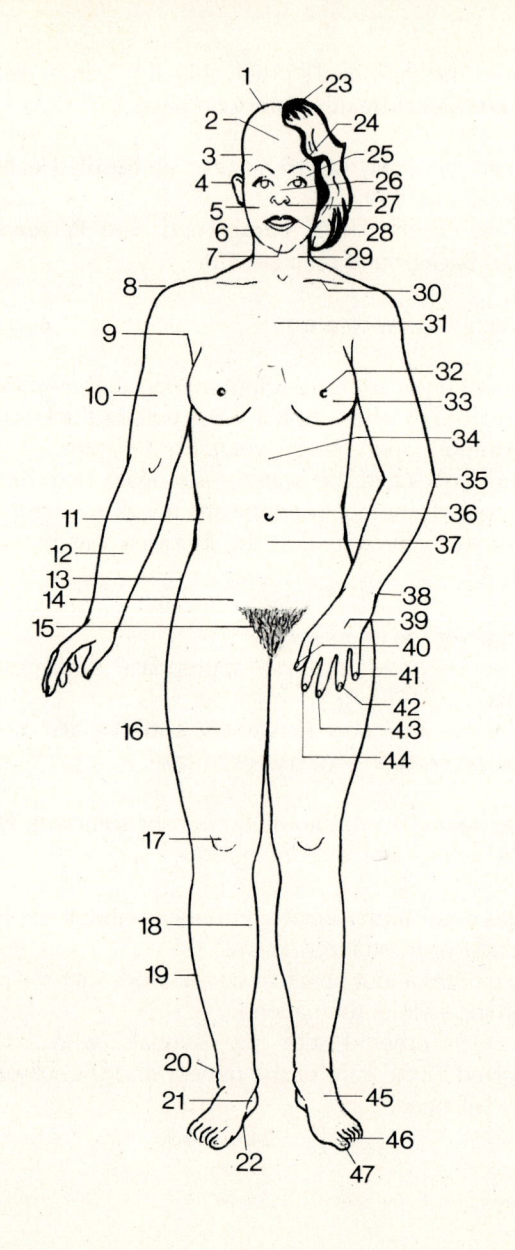

#	German	#	German	#	English	#	English
1.	Kopfhaut	37.	Unterbauch	1.	scalp	38.	wrist
2.	Stirn	38.	Handgelenk	2.	forehead	39.	hand
3.	Schläfe	39.	Hand	3.	temple	40.	thumb
4.	Ohr	40.	Daumen	4.	ear	41.	little finger
5.	Wange	41.	kleiner Finger	5.	cheek	42.	ring finger
6.	Kiefer			6.	jaw	43.	middle finger
7.	Kinn	42.	Ringfinger	7.	chin	44.	index finger
8.	Schulter	43.	Mittelfinger	8.	shoulder	45.	foot
9.	Achselhöhle	44.	Zeigefinger	9.	underarm	46.	toenail
10.	Oberarm	45.	Fuß	10.	upper arm	47.	toe
11.	Taille	46.	Zehennagel	11.	waist		
12.	Unterarm	47.	Zehe	12.	forearm		
13.	Hüfte			13.	hip		
14.	Leiste			14.	groin		
15.	Schamhaare			15.	pubic hair		
16.	Oberschenkel			16.	thigh		
17.	Knie			17.	knee		
18.	Wade			18.	calf		
19.	Schienbein			19.	shin		
20.	Fußgelenk			20.	ankle		
21.	Ferse			21.	heel		
22.	Fußsohle			22.	sole of the foot		
23.	Haare			23.	hair		
24.	Augenbraue			24.	eyebrow		
25.	Auge			25.	eye		
26.	Nase			26.	nose		
27.	Nasenloch			27.	nostril		
28.	Mund, Lippe			28.	mouth, lip		
29.	Hals			29.	neck		
30.	Schlüsselbein			30.	collar-bone		
31.	Brust			31.	chest		
32.	Mamille			32.	nipple		
33.	Busen			33.	breast		
34.	Oberbauch			34.	stomach		
35.	Ellenbogen			35.	elbow		
36.	Bauchnabel			36.	navel		
				37.	abdomen		

38

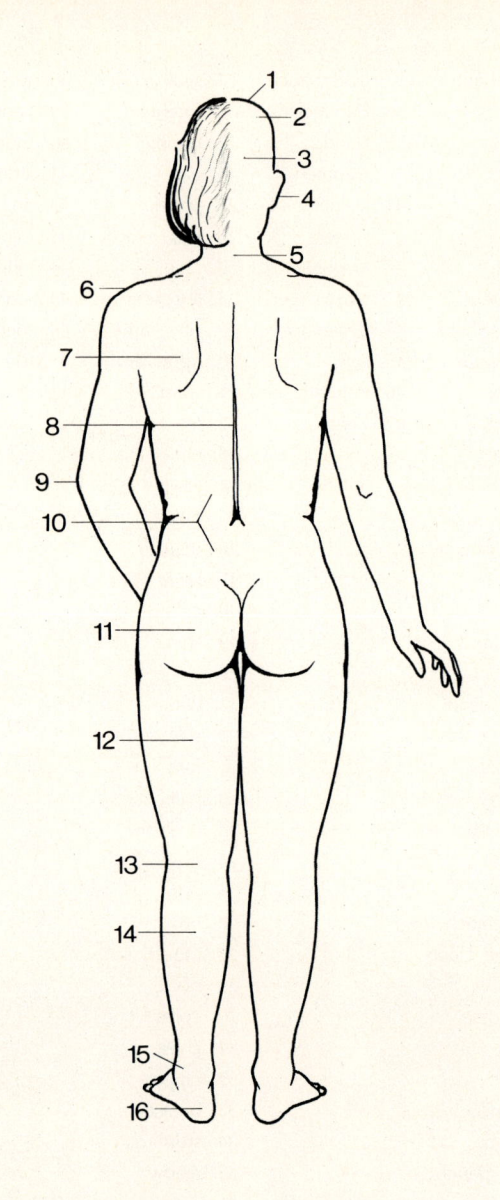

1. Schädeldach	1. crown of the head
2. Kopfhaut	2. scalp
3. Hinterkopf	3. back of the head
4. Ohr	4. ear
5. Nacken	5. back of the neck
6. Schulter	6. shoulder
7. Schulterblatt	7. shoulder blade
8. Rücken, Wirbelsäule	8. back, spine
9. Ellenbogen	9. elbow
10. Kreuz (Lendenwirbelbereich)	10. lumbar region
11. Gesäßbacken	11. buttocks (hips)
12. Oberschenkel	12. thigh
13. Kniekehle	13. back of the knee
14. Wade	14. calf of the leg
15. Fußgelenk	15. ankle
16. Ferse	16. heel

Patienten-Anamnese

Fragen zur Person

Merke: Sie sollen den Patienten vor dem Interview zuerst begrüßen und sich selbst mit Namen und Funktion vorstellen. Reden Sie langsam und deutlich, damit der Patient Sie versteht und evtl. Ihren Namen wiederholen kann. Erklären Sie ihm/ihr auch, was Sie vorhaben und warum.

Falls jemand anderes Ihnen die Informationen gibt, schreiben Sie den Namen der Person und die Beziehung, die diese Person zu dem Patienten hat, auf. Sie sollten auch eine Bemerkung über die von Ihnen vermutete Glaubwürdigkeit bzw. Zuverlässigkeit der Informationen aufschreiben.

1 Wie heißen Sie?

2 Wo wohnen Sie?

3 Welche Telefonnummer haben Sie oder ein Nachbar von Ihnen?

4 Welcher Religion gehören Sie an?

5 Wann sind Sie geboren?

6 Welche Staatsangehörigkeit haben Sie?

7 Haben Sie eine Arbeit?
 – Was arbeiten Sie?
 – Wer ist Ihr Arbeitgeber?

8 Wen sollen oder dürfen wir anrufen, falls Sie speziell etwas brauchen? Wie können wir ihn, sie erreichen?

Patient anamnesis

Basic identifying information

Note: You should greet the patient at the beginning of the interview, introduce yourself by name and function. Speak clearly enough that the patient can understand and repeat your name. Tell the patient what you want to do.

If someone other than the patient is giving the information, write down the name of the person and the relationship to the patient. You should also make a note about your assessment of the reliability of the information.

1 What is your name?

2 What is your address?

3 What is your telephone number or the telephone of a neighbour?

4 What religion do you practice?

5 When were you born?

6 What country are you a citizen of?

7 Do you have a job?
   − What do you do?
   − Who is your employer?

8 Who should we contact in case you have any special care needs? How can we get in touch with them?

9 Wen sollen oder dürfen wir über Ihren Gesundheitszustand informieren? Können Sie mir Adresse und Telefonnummer geben?

10 Bei welcher Krankenkasse sind Sie versichert?

11 Welche Kosten werden von Ihrer Krankenkasse übernommen?

12 Wer hat Sie zu mir (zu uns, hierher) empfohlen?

13 Bei welchem Arzt sind Sie in Behandlung? Wer ist Ihr Hausarzt?

14 Ist Ihnen bekannt, ob Sie gegen irgendwelche Nahrungsmittel, Medikamente oder andere Substanzen eine Allergie haben?

9 Who should we keep informed of your progress? What is their address and phone number?

10 Which health insurance do you have?

11 What costs will your health insurance cover?

12 Who has referred you here (to me)?

13 What is the name of your doctor?

14 Do you know whether you have any allergies to foods, medicines or other substances?

Fragen zur Klärung der derzeitigen Gesundheitsprobleme und deren Geschichte

Merke: Die Art und Weise, wie der Patient seine/ihre Krankheit beschreibt (nicht nur die einzelnen Daten und Fakten, sondern auch die Wörter, die er/sie wählt) geben Aufschluß darüber, was er/sie von seiner Krankheit weiß und wie er/sie damit umgeht. Aus diesem Grund ist es in diesem Teil des Gesprächs wichtig, daß Sie versuchen, die Aussagen des Patienten möglichst wörtlich zu notieren.

Sie sollten diesen Teil des Interviews nicht als eine reine Abfragung vorgefertigter Fragen sehen, sondern als eine Gelegenheit betrachten, bei der Sie viele Informationen erhalten können, mit denen Sie sich ein ganzheitliches Bild über den Patienten machen können. Vielleicht hilft es Ihnen, wenn Sie sich als eine Art «Sherlock Holmes» sehen, dessen Art es ist, gerade die kleinen, unbedeutenden Details zu notieren, die normalerweise wenig Beachtung finden und übersehen werden. Diese Fragen zu stellen, darf nicht als eine Routinebefragung zur Erstellung einer Patientenanamnese gesehen werden, sondern soll als eine wichtige Gelegenheit für den Beginn einer produktiven und vertrauensvollen Zusammenarbeit mit dem Patienten gelten.

1 Bitte erzählen Sie mir, warum Sie zu mir kommen?

2 Wie fühlen Sie sich im Moment?

3 Haben Sie Schmerzen?
   – Wo?
   – Wie empfinden Sie den Schmerz (z.B. scharf, stichartig, dumpf, brennend, ausstrahlend, beklemmend, krampfartig oder klopfend)?

4 Seit wann haben Sie die Beschwerden?
   – Wann haben Sie zum ersten Mal die Beschwerden gehabt?

Questions to identify the current health problem and its history

Note: The way the patient describes his/her illness is important – not only the data that is given but also the choice of words. This indicates something of what the patient knows about his/her health problem and how he/she deals with it. Therefore, in this section, attempt to write down the actual words the patient uses. Place them in quotation marks to show that they come from the patient.

You should not view this part of the interview as a list of pre-set questions, but as an opportunity to take in a great amount of data from which you can gain a holistic picture of the patient. It might help to imagine yourself as a sort of «Sherlock Holmes» figure, whose intent it is to note small details that might normally escape attention. Asking these questions is not to be seen as part of the «routine» of admission but the most important opportunity to begin a productive, trusting relationship with the patient.

1 Please tell me why you have come to see me?

2 How do you feel at this moment?

3 Do you have pain?
   – Where is it?
   – What is your pain like (e.g. sharp, knife-like, dull, burning, radiating, crushing, cramping, throbbing)?

4 How long have you had these difficulties?
   – When did you start to have these problems?

— Wann haben Sie sich das letzte Mal wirklich gut gefühlt?

Wenn der Patient angibt, daß die Beschwerden anfallsweise auftreten, fragen Sie:

5a Wie oft treten die Anfälle auf?

5b Können Sie mir einen typischen Anfall beschreiben?
 — Wodurch werden die Anfälle ausgelöst?
 — Wie beginnt der Anfall?
 — Wann erreicht der Anfall einen Höhepunkt?
 — Wie lange hält er an?
 — Wie fühlen Sie sich nach einem Anfall?
 — Was machen Sie, um über den Anfall hinwegzukommen?

5c Welche Behandlungsmaßnahmen sind hilfreich gegen die Anfälle?

6 Wann sind die Beschwerden am stärksten (z.B. nach dem Essen, nach der Arbeit, nach einem Streit oder wenn Sie sich geärgert haben, nach einem Spaziergang bzw. einer körperlichen Anstrengung, wenn Sie flach liegen, wenn Sie sich beugen oder bücken, beim Heben schwerer Gegenstände, in der Nacht, oder morgens, wenn Sie aufwachen)?

7 Mußten Sie ihre Lebensgewohnheiten aufgrund der Beschwerden ändern?
 — Können Sie noch arbeiten?
 — Was machen Sie als Freizeitausgleich?
 — Haben Sie Ihre Eßgewohnheiten verändert?
 — Haben Sie ihre Schlafgewohnheiten verändert?

8 Welche Medikamente nehmen Sie?

9 Bekommen Sie zur Zeit noch eine andere Behandlung?

— When was the last time you felt really well?

If the patient reports that he/she suffers from an illness that comes in attacks, ask:

5a How often do you have these attacks?

5b Can you describe a typical attack?
   − What brings it on?
   − How does it start?
   − When does it reach a climax or worst point?
   − How long does it last?
   − How do you feel afterwards?
   − What helps you to get over the attack?

5c What methods of treatment are effective against the attacks?

6 When are your problems the greatest (e.g. after eating, after working, after an argument or getting upset, after walking or physical exertion, while lying down, when bending, when lifting something heavy, at night, in the morning when you wake up)?

7 How have you had to change your life because of your illness?
   − Can you still work?
   − What recreational activities can you do?
   − Have you changed your eating habits?
   − Have you changed your sleeping patterns?

8 What medications do you take?

9 What other treatment are you receiving?

10 Welche Medikamente oder Behandlungen haben Sie bisher ohne Erfolg versucht?

Merke: Wenn Sie den Eindruck haben, daß Sie alles gehört haben, was der Patient Ihnen von seinen Beschwerden berichtet hat, lesen Sie die Punkte dem Patient nochmals vor, damit Sie sicher sein können, daß Sie alles richtig verstanden haben. Danach fragen Sie, ob der Patient noch andere Probleme hat, die im Moment nicht akut sind, ihm aber von Zeit zu Zeit Beschwerden bereiten. Benutzen Sie für diese Sekundarprobleme eine ähnliche Fragestellung wie für die Hauptbeschwerden.

10 What medications or treatment did you try which were not effective?

Note: When you feel that you have heard all that the patient has to report about the main complaint, read it back to the patient to be sure that you have understood it properly. Then ask if there are any other problems which are not acute at the moment but which give the patient difficulties from time to time. If the patient identifies another problem follow the same procedures as above to ask about it.

Übersicht über die Körpersysteme

Einführung

Die Fragen des folgenden Abschnittes können benutzt werden, um umfassende Informationen vom Patienten über die jeweiligen Körpersysteme zu erhalten, die am meisten mit den angegebenen Beschwerden im Zusammenhang stehen.

Diesen Abschnitt können Sie auch zur Erstellung einer Patientenanamnese anwenden und so einen Überblick über den allgemeinen Gesundheitszustand des Patienten erhalten. In diesem Fall werden Sie nicht alle Fragen gebrauchen. Ihre Erfahrung versetzt Sie in die Lage, die notwendigen Fragen auszuwählen.

Die Wichtigkeit dieses generellen Überblicks sollte nicht unterschätzt werden. Er ermöglicht den Zugang zum Verständnis der gesamten gesundheitlichen Situation des Patienten und möglicherweise die Ursache für die gegenwärtige Krankheit aufzudecken. Gesundheitsvorsorge ist von solch einer Anamnese abhängig.

Die folgenden Abschnitte sind so geordnet, daß die Körpersysteme, die mit den wenigsten Tabus belastet sind, zuerst behandelt werden. Die Körpersysteme, über die zu sprechen der Patient gewöhnlich mehr Schwierigkeiten hat, schließen sich an, so daß ihm/ihr bis dahin während des Gesprächs genug Zeit bleibt, eine Vertrauensbasis herzustellen.

Kopf und Augen

1 Haben Sie regelmäßig Kopfschmerzen?
  – Wie oft?
  – Wo sind die Kopfschmerzen (Stirn, Schläfe, Hinterkopf)?

Review of body systems

Introduction

Questions in the following sections may be used to obtain extensive information from the patient about the system related most closely to his/her main complaint.

You may also use these sections in conducting a general patient history in order to gain an impression of the general state of health of the patient. In this case, not all questions would be used. You should take the time to go through these sections and mark the questions which you would ask a patient when you want to conduct a general anamnesis.

The importance of this general survey should not be underestimated. It is the key to understanding the patient's total health situation, and perhaps to discovering causes for the present illness. Preventive medicine is dependent upon such an anamnesis.

The following sections are so ordered that the body systems about which patients usually have few taboos come first. The body systems that are usually more difficult for the patient to discuss follow, so that there is enough time for you to build up a relationship of trust with the patient before these questions are asked.

Head and eyes

1 Do you have frequent headaches?
  – How often?
  – Where are they located (forehead, temples or back of the head)?

- Wann treten die Kopfschmerzen auf?
- Gibt es irgendwelche Anzeichen, schon bevor die Kopfschmerzen richtig auftreten (Schwindelgefühl, Flimmern vor den Augen, Herzklopfen, Schweißausbruch)?
- Wie lange halten die Kopfschmerzen an?
- Nehmen Sie irgendwelche Medikamente gegen die Kopfschmerzen? Welche? Wieviel?

2 Fühlen Sie sich manchmal schwindlig?
- Können Sie das beschreiben?

3 Sind Sie schon einmal bewußtlos geworden oder in Ohnmacht gefallen?
- Wissen Sie warum?
- Wissen Sie, wie lang Sie bewußtlos waren?

4 Haben Sie jemals eine Kopfverletzung gehabt?
- Können Sie mir sagen, wie das passierte?

5 Tragen Sie eine Brille oder Kontaktlinsen?
- Wie lange schon?
- Wann hatten Sie das letzte Mal eine Augenuntersuchung?
- Haben Sie den Eindruck, daß Sie mit Ihrer Brille (Ihren Kontaktlinsen) alles sehen können?

6 Haben Sie den Eindruck, daß sich Ihre Augen in den letzten Monaten oder Jahren verschlechtert bzw. verbessert haben?

7 Haben Sie Schwierigkeiten mit Ihren Augen?
- Haben Sie schon einmal Doppelbilder bzw. Dinge doppelt gesehen?
- Haben Sie jemals Flecken vor ihren Augen gesehen, oder gab es etwas, was Ihr Sehvermögen beeinträchtigt hat?
- Können Sie alle Farben sehen?
- Können Sie bei Nacht gut sehen?
- Sind Ihre Augen besonders lichtempfindlich?
- Tränen Ihre Augen leicht?

- When do you get the headaches?
- Are there any warning signals before the headache starts (e.g. dizziness, objects seem to shimmer before your eyes, rapid heart beat, or breaking out in perspiration)?
- How long do the headaches last?
- Do you take medications against the headache? Which ones? How much do you take?

2 Do you ever feel dizzy?
- Can you describe these times?

3 Have you ever lost consciousness or fainted?

- Do you know why?
- Do you know how long you were unconscious?

4 Have you ever had a head injury?
- Can you describe what happened?

5 Do you wear glasses or contact lenses?
- How long have you had the glasses or lenses?
- When did you last have an eye examination?

- Do you feel that you can see everything using your glasses or contact lenses?

6 Do you feel your eyesight has improved or deteriorated recently?

7 Do you have any trouble with your eyes?
- Do you ever see double?

- Do you ever have spots in front of your eyes or do you have any other visual disturbances?
- Can you see all colours?
- Can you see well at night?
- Are your eyes overly sensitive to light?
- Do your eyes «tear» or water easily?

8 Haben Sie schon einmal eine Augenentzündung oder eine Augeninfektion gehabt?
– Haben die Augen gejuckt, waren sie rot, brannten sie oder trat Flüssigkeit aus?
– Wie haben Sie die Entzündung/Infektion behandelt? Nahmen Sie Medikamente? Welche Medikamente nahmen Sie? Wie lange?

Atemwege einschließlich Ohren, Nase, Hals

1 Haben Sie Beschwerden beim Atmen?
– Leiden Sie an Atemnot? Seit wann?
– Haben Sie beim Atmen Schmerzen? Können Sie mir zeigen, wo die Schmerzen sind?

2 Haben Sie Husten?
– Wie lange haben Sie den Husten schon?
– Wann ist der Husten am schlimmsten?
– Haben Sie mit dem Husten vermehrt Auswurf?
 Wie sieht der Auswurf aus (z.B. schleimig, klar und wäßrig, schmaumig)?
 Welche Farbe hat ihr Auswurf?
 Riecht er sehr unangenehm?

3 Schwitzen Sie in der Nacht?
– Müssen Sie eventuell nachts Bettwäsche und Nachthemd oder Schlafanzug wechseln?

4 Leiden Sie an Asthma?
– Machen Sie keuchende oder pfeifende Geräusche beim Ein- und Ausatmen?
– Wie oft treten bei Ihnen die Asthmaanfälle auf? Wissen Sie den Grund?

5 Sind bei Ihnen Allergien bekannt?
– Haben Sie schon einmal einen Allergietest bei sich machen lassen?
– Wann war das? Was war das Ergebnis?

8 Have you had any eye infections?

- Did your eyes itch, were they reddened, burning, or have a discharge?
- How did you treat the infection? Did you take medication? Which one? For how long?

Respiratory system including ears, nose, throat

1 Do you have any trouble breathing?
- Do you suffer from shortness of breath? When?
- Do you have any pain when you breathe? Can you show me where you have pain?

2 Do you have a cough?
- How long have you had it?
- When does it bother you most?
- Does your cough produce sputum (phlegm)?
    What does the sputum look like (e.g. mucus, clear liquid, frothy)?
    What colour is it?
    Does the sputum have an unpleasant odour?

3 Do you sweat at night?
- Do you have to change night clothes and bedding?

4 Do you have asthma?
- Have you noticed a whistling or wheezing sound when you breathe in or out?
- How often do you have asthma? Do you know what causes it?

5 Do you have any allergies?
- Have you had allergy tests?

- When? What were the results?

6 Nehmen Sie irgendwelche Medikamente gegen Husten, Asthma oder Allergien (z.B. Antihistamin, Medikamente zur Schleimlösung, zum besseren Abhusten von Schleim, zum Abschwellen der Schleimhäute in Nase und Nasennebenhöhlen)?

7 Haben Sie öfters Husten und Erkältungskrankheiten?

8 Haben Sie noch Ihre Mandeln (Tonsillen)?

9 Leiden Sie öfters an Halsschmerzen/Halsentzündungen?
  – Ist bei Ihnen schon einmal ein Abstrich im Hals gemacht worden?
  – Haben Sie öfters Angina?

10 Hat sich Ihre Stimme in letzter Zeit verändert? Sind Sie heiser?

11 Haben Sie öfters eine juckende oder laufende Nase?

12 Können Sie durch die Nase normal ein- und ausatmen?

13 Atmen Sie beim Schlafen durch die Nase?

14 Schnarchen Sie beim Schlafen?

15 Können Sie alles riechen?

16 Haben Sie irgendwelche Schmerzen in den Nasen- oder Stirnnebenhöhlen?

17 Haben Sie öfters Kopfschmerzen?
  – Wo?
  – Können Sie mir die Kopfschmerzen beschreiben?

18 Haben Sie Schmerzen in den Zähnen bzw. im Oberkiefer?

19 Haben Sie jemals eine Lungenentzündung oder eine andere Lungenkrankheit gehabt?

6 Do you take any medication because of cough, asthma, or allergy (e.g. antihistamine, expectorant, decongestant)?

7 Do you often have colds and coughs?

8 Do you still have your tonsils?

9 Do you often have a sore throat?
— Have you ever had a throat culture made?

— Have you often had tonsillitis or strep throat?

10 Has your voice changed recently? Are you hoarse?

11 Do you often have a runny or itching nose?

12 Can you breathe through your nose normally?

13 Do you breath through your nose at night when sleeping?

14 Do you snore when you sleep?

15 Can you smell clearly?

16 Do you have any pain in your sinuses?

17 Do you have headaches often?
— Where?
— Can you describe them?

18 Do you have pain in your teeth (upper jaw)?

19 Have you ever had pneumonia or any other lung illnesses?

20 Wann wurde bei Ihnen das letzte Mal eine Röntgenaufnahme der Lungen gemacht?

21 Wann wurde bei Ihnen der letzte Tuberkulosetest gemacht?

22 Können Sie gut hören?
— Haben Sie ein Hörgerät?

23 Ist es Ihnen öfters schwindlig?
— Haben Sie Gleichgewichtsstörungen beim Stehen, Gehen oder Sitzen?

24 Haben Sie irgendwelche Pfeif- oder Klingeltöne in den Ohren?

25 Haben Sie Ohrenschmerzen oder irgendwelche Ausflüsse aus den Ohren?

26 Sind Sie schon einmal im Hals-Nasen-Ohrenbereich operiert worden?
— Was wurde operiert? Wann war das?
— Welche Beschwerden hatten Sie vor der Operation?
— Waren diese nach der Operation beseitigt?

27 Sind Sie Raucher, oder leben Sie mit einem/er Raucher/in zusammen? Wieviel Zigaretten rauchen Sie?

28 Sind Sie an Ihrem Arbeitsplatz oder zu Hause starken Staub-, Fasern- bzw. Rauchentwicklungen oder chemischen Dämpfen ausgesetzt?

29 Ist es an Ihrem Arbeitsplatz sehr laut (Arbeiten Sie mit lauten Maschinen)?

30 Ist es in oder um Ihre Wohnung herum sehr laut, z.B. durch Straßenverkehr oder naheliegende Firmen?

20 When was the last time you had a chest X-ray?

21 When was your last TB test?

22 Can you hear well?
 – Do you have a hearing aid?

23 Do you have any problems with dizziness?
 – Do you have any problems keeping your balance when walking or sitting?

24 Do you have any whistling or ringing in your ears?

25 Do you have any ear pain or discharge?

26 Have you ever had any operations in the ear, nose, throat area?
 – What kind of operation did you have and when?
 – What were your problems before the operation?
 – Were the problems relieved by the operation?

27 Do you smoke or live with someone who smokes? How many cigarettes per day?

28 Are you exposed to high levels of dust, fibres, smoke, or chemical fumes in your workplace or home?

29 Is your workplace very loud (for example, do you work with loud machines)?

30 Is your home area loud (for example, street noise or nearby factories)?

Herz- und Kreislaufsystem

1 Haben Sie zur Zeit Schmerzen in der Brust?
   – Wie sind die Schmerzen (z.B. dumpf, stechend, krampfartig, beklemmend)?
   – Strahlen die Schmerzen in bestimmte Körpergegenden aus?

2 Haben Sie schon einmal ähnliche Schmerzen gehabt?
   – Wie oft haben Sie diese Schmerzen schon gehabt?
   – Treten die Schmerzen auch auf, wenn Sie sich nicht anstrengen?
   – Wie lange halten die Schmerzen an?
   – Was machen Sie, wenn Sie Schmerzen haben?
   – Nehmen Sie irgendwelche Medikamente?
   – Was hilft Ihnen gegen die Schmerzen?

3 Haben Sie auch Probleme beim Atmen?

4 Haben Sie Beschwerden beim Treppensteigen, beim Gehen oder Arbeiten?

5 Haben Sie manchmal Herzklopfen?

6 Haben Sie manchmal den Eindruck, daß Ihr Herz zu schnell schlägt?

7 Haben Sie manchmal das Gefühl, daß Ihr Herz unregelmäßig schlägt?

8 Setzt Ihr Herzschlag manchmal aus?

9 Wie schlafen Sie in der Nacht?
   – Wieviele Kopfkissen benutzen Sie?
   – Müssen Sie in der Nacht aufstehen, um Urin zu lassen?
   – Wie oft müssen Sie in der Nacht aufstehen?

Cardio-vascular system

1 Do you have pain in your chest now?
   - What is the pain like (e.g. dull, knife-like, cramping, crushing)?
   - Does it radiate to any other part of your body?

2 Have you had similar pains before?
   - How often have you had such pain?
   - Does the pain ever occur when you are resting?

   - How long does your pain last?
   - What do you usually do when you have pain?
   - Do you take any medications?
   - What helps when you have such pain?

3 Do you have any problems breathing?

4 Do you have any problems when you are climbing stairs, walking, or working?

5 Do you have heart palpitations sometimes?

6 Do you feel your heart is beating too fast?

7 Do you feel your heart is beating irregularly?

8 Do you sometimes feel that your heart misses a beat?

9 How do you sleep at night?
   - How many pillows do you use?
   - Do you have to get up at night in order to urinate?
   - How many times do you get up at night?

10 Wissen Sie, wie hoch Ihr Blutdruck ist?
 – Glauben Sie, Ihr Blutdruck ist zu hoch oder zu niedrig?
 – Hat sich Ihr Blutdruck in der letzten Zeit verändert?
 – Fühlen Sie sich wegen Ihres Blutdruckes unwohl (z.B. haben Sie Kopfschmerzen, ist es Ihnen schwindelig, fühlen Sie sich aufgeregt, unruhig, fühlen Sie sich müde, matt und abgeschlagen)?

11 Wie fühlen Sie sich morgens, wenn Sie aufstehen?

12 Haben Sie schon einmal Nasenbluten gehabt?
 – Wie oft war das in letzter Zeit?

13 Haben Sie Schwierigkeiten mit Ihren Augen (z.B. sehen Sie vor ihren Augen Flecken, Wellenlinien, Doppelbilder usw.)?

14 Haben Sie an Händen oder Füßen ein Kribbeln oder das Gefühl von Nadelstichen?

15 Sind Ihre Hände oder Füße manchmal geschwollen oder blau?

16 Haben Sie manchmal Schmerzen in den Beinen, Füßen oder speziell in den Waden?
 – Sind die Schmerzen beidseitig?
 – Was machen Sie, wenn die Schmerzen beginnen?

17 Fühlen Sie sich schwindelig, wenn Sie aufstehen?

18 Bekommen Sie leicht blaue Flecken?

19 Haben Sie jemals eine Bluttransfusion bekommen? Wann und warum?

20 Haben Sie irgendwelche punktförmige rote Flecken unter der Haut?

21 Leiden Sie an einer Anämie?

10 Do you know what your blood pressure is normally?
   – Do you believe it is too high, or too low?
   – Has your blood pressure changed recently?
   – Do you feel unwell because of your blood pressure (e.g. head-ache, dizziness, feeling exhausted, low energy)?

11 How do you feel when you get up in the morning?

12 Have you ever had nose-bleeds?
   – How often have you had them recently?

13 Do you ever have trouble with your eyes (seeing spots before your eyes, wavy lines, double images, etc.)?

14 Do your hands or legs ever feel like they have pins and needles in them?

15 Are your hands or feet and legs ever swollen, or bluish in colour?

16 Do you have any pain in your legs, feet or in the calves of your legs?
   – Do both legs hurt or just one? Which one?
   – What do you do when the pain comes?

17 Do you feel dizzy when you stand up?

18 Do you bruise easily?

19 Have you ever had a blood transfusion? When? Why?

20 Do you have any small red spots under your skin?

21 Do you have problems with anaemia?

22 Haben Sie schon einmal ein Blutgerinnsel (Thrombose oder Embolie) gehabt?

23 Haben Sie Krampfadern?
  − Schmerzen sie?
  − Haben Sie offene Beine oder irgendwelche Hautveränderungen an den Beinen?

24 Können Sie mir erzählen, was Sie normal während der Woche machen?
  Wenn der Patient Ihnen darauf unzureichend antwortet, können Sie mit folgenden Fragen helfen:
  − Was arbeiten Sie?
  − Machen Sie Gymnastik oder treiben Sie Sport?
  − Mußten Sie Ihre gewohnten Aktivitäten aufgrund Ihrer Beschwerden ändern?

25 Stehen Sie zur Zeit unter besonderem Streß (z.B. haben Sie Probleme, Ängste oder Ärger in der Familie oder am Arbeitsplatz)?

26 Gab es in letzter Zeit eine größere Veränderung in Ihrem Leben oder ist eine größere Veränderung zu erwarten?

Verdauungstrakt

1 Haben Sie irgendwelche Schmerzen im Magen-Darmbereich?
  − Können Sie mir die Schmerzen beschreiben?
  − Wann treten die Schmerzen auf?
  − Lassen die Schmerzen nach dem Essen nach, oder werden sie dann schlimmer?

2 Haben Sie in den letzten Tagen erbrechen müssen?
  − Wie oft?
  − Kam es plötzlich, oder hat es sich durch Übelkeit angekündigt?

22 Have you ever had a blood clot (thrombosis or embolism)?

23 Do you have varicose veins?
   - Do you have any pain in them?
   - Do you have any leg ulcers or skin discolouration?

24 Can you tell me some of your normal activities each week?
If needed, ask the following questions:

   - What kind of work do you do?
   - Do you get some exercise or do sports?
   - Have you had to change any of your normal activities because of your problems?

25 Are you experiencing any particular stress at this time (e.g. problems, worries or conflicts in your family or at work)?

26 Have their been any major changes in your life recently or are you anticipating a big change?

Digestive system

1 Do you have any pain in your stomach or abdomen?

   - Can you describe the pain?
   - When do you have pain?
   - Is the pain better when you eat something or does it get worse after you eat?

2 Have you been vomiting in the last days?
   - How many times have you vomited?
   - Did you feel nauseous before vomiting or did you vomit without much warning?

- Wie sah das Erbrochene aus (z.B. unverdaute Speisereste, gelbe Flüssigkeit, Blut, schwarz, kaffeesatzähnlich)?

- Hat das Erbrochene bitter geschmeckt?
- Was hilft Ihnen gegen die Magenbeschwerden?

- Nehmen Sie Medikamente gegen Ihre Magenbeschwerden?

3 Wie ist Ihr Appetit normalerweise?
  - Essen Sie gerne?
  - Schmeckt Ihnen das Essen?

4 Wie oft essen Sie am Tag?

5 Was essen Sie (Rohkost, Dosennahrung, Fleisch, Gebratenes usw.)?
  - Gibt es etwas was Sie besonders oft essen?
  - Können Sie alles essen?
  - Gibt es etwas, was Sie überhaupt nicht vertragen?
  - Gibt es etwas, was Sie gerne essen, aber seit kurzem nicht mehr vertragen? Was passiert, wenn Sie es trotzdem essen?
  - Bekommen Sie Schmerzen, wenn Sie etwas Heißes essen oder trinken?

6 Haben Sie Probleme beim Kauen?
  - Haben Sie noch alle eigenen Zähne?
  - Haben Sie eine Entzündung im Mund, am Gaumen, am Kiefer oder an der Zunge?

7 Können Sie mir erklären, wie Sie Ihre Zähne putzen?

8 Haben Sie Schwierigkeiten beim Schlucken?

9 Haben Sie öfters Schluckauf?

10 Haben Sie öfters Sodbrennen? Was machen Sie dagegen?

- What did the contents of your stomach look like? (e.g. partially digested food, yellow liquid, bloody, black like coffee grounds)
- Did it have a bitter taste?
- When your stomach is upset what helps you feel better?
- Do you take any medication?

3 Do you usually have a good appetite?
- Do you enjoy eating?
- Does food taste good to you?

4 How many times a day do you eat? (include full meals and snacks)

5 What kinds of food do you eat (e.g. fruits and raw vegetables, canned foods, meat, fried foods, etc.)?
- Is there some food that you eat quite often?
- Can you eat all foods?
- What foods give you trouble?
- Are there any foods which you like but recently can't eat? What happens when you eat these foods?

- Do you have any pain when you drink or eat hot foods?

6 Do you have any trouble chewing?
- Do you still have all your teeth?
- Do you have any sores in your mouth, on your gums or tongue?

7 Can you describe how you clean your teeth?

8 Do you have any difficulty swallowing?

9 Do you often have hiccups?

10 Do you have heartburn or indigestion?

11 Haben Sie regelmäßig Stuhlgang? Wie oft?
  − Haben Sie öfters Durchfall oder Verstopfung?
  − Nehmen Sie Abführmittel ein? Was nehmen Sie? Wie oft?
  − Wie sieht Ihr Stuhl aus (z.B. braun, schwarz-teerartig, gelb, grau-lehmig, blutig)?

12 Haben Sie Hämorrhoiden?
  − Seit wann?
  − Nehmen Sie dagegen etwas? Was nehmen Sie?

13 Haben Sie Juckreiz am Anus (z.B. am Abend oder in der Nacht)?

14 Haben Sie öfters Blähungen? Gehen die Winde ab?

15 Haben Sie schon einmal ein Magen- oder Darmgeschwür gehabt?

16 Ist bei Ihnen schon einmal eine Röntgenuntersuchung des Magendarmtraktes gemacht worden?
  − Wann war diese Untersuchung? Warum?
  − Hatten Sie bedingt durch das Kontrastmittel Schwierigkeiten nach der Untersuchung?

17 Hatten Sie schon einmal Beschwerden mit der Leber oder Gallenblase?
  − Sind bei Ihnen Gallenblasensteine festgestellt worden?

18 Haben Sie in letzter Zeit an Gewicht verloren oder zugenommen?

19 Was arbeiten Sie? Verrichten Sie Ihre Arbeit überwiegend im Sitzen?

20 Was machen Sie in Ihrer Freizeit?
  − Treiben Sie regelmäßig Sport oder gehen Sie regelmäßig spazieren?

11 Do you have a bowel movement regularly? How often?
   – Do you often have diarrhoea or are you constipated?
   – Do you take a laxative? Which one? How often?

   – What do your stools look like (e.g. hard, brown, black (tarry), yellow, clay coloured, bloody)?

12 Do you have any trouble with haemorrhoids?
   – How long have you had them?
   – Do you use a medication? Which one?

13 Do you have any itching around your anus, for example at night?

14 Do you have any trouble with flatulence or passing wind?

15 Have you ever had ulcers?

16 Have you ever had gastrointestinal X-rays?

   – When? Why?
   – Did you have any problems after the X-rays because of the contrast substance?

17 Have you ever had problems with your liver or gallbladder?

   – Have you ever had gallstones?

18 Have you lost or gained weight recently?

19 What kind of work do you do? Do you sit a lot?

20 What do you do in your free time?
   – Do you play sports or get some other exercise regularly?

Urogenitaltrakt und Geschlechtsorgane

Dieser Abschnitt hat drei Teile:

1 *Nieren und ableitende Harnwege – Fragen für Männer und Frauen (siehe Seite 72)*

2 *Ableitende Harnwege und Geschlechtsorgane – Fragen für Männer (siehe Seite 76)*

3 *Geschlechtsorgane – Fragen für Frauen (siehe Seite 78)*

Teil 2 und 3 beinhalten Fragen über das Sexualverhalten.

Teil 3 beinhaltet zusätzlich Fragen über frühere Schwangerschaften und Geburten.

Für viele Patienten ist es unangenehm, solche Fragen beantworten zu müssen. Der Urogenitaltrakt ist in fast allen Gesellschaften und Kulturen tabuisiert. Das heißt, über jeden anderen Körperteil und dessen Krankheit wird ohne weiteres gesprochen, Probleme im Urogenitalbereich dagegen werden eher verheimlicht. Aus diesem Grund ist es besonders wichtig, dafür zu sorgen, daß solche Gespräche in einem ruhigen Raum geführt werden, in dem keine anderen Personen zuhören können. Beachten Sie aber, daß in manchen Kulturen Frauen nicht von einem fremden Mann unbekleidet gesehen werden oder ohne Anwesenheit einer weiblichen Person befragt werden dürfen.

Ängste, Aufregungen und Frustration im Sexualleben können verschiedene Krankheiten, z.B. Kopfschmerzen oder Rückenschmerzen hervorrufen oder gar zu Selbsttötungsabsichten führen. Es ist deshalb wichtig, daß Sie Fragen über das Sexualleben stellen, damit auch schon latente Veränderungen erkannt werden und es nicht erst zum Krankheitsausbruch kommt. Die sexuellen Bedürfnisse von chronisch- bzw. langzeiterkrankten Patienten dürfen hier nicht vergessen werden

Genito-urinary system

This part of the anamnesis has three sections:

1 *Urinary System questions for male and female patients (see page 73)*

2 *Genito-urinary System questions for male patients (see page 77)*

3 *Genito-urinary System for female patients (see page 79)*

Sections 2 and 3 contain questions about sexual experience.

Section 3 includes questions for talking the obstetrical history (history of pregnancy and childbirth).

Many patients may be uncomfortable answering such questions. As opposed to the digestive system, the urinary and genital tracts are taboo topics in most societies. That means that the patient can usually talk freely about headaches or stomach problems, but may well hide problems in the genital area. For these reasons, it is very important to assure a relaxed environment in which the patient can speak freely without fear of being overhead by other patients or medical staff. Note however, that in some cultures a woman may not be interviewed or examined by a man without the presence of another woman.

Fears, irritation, and frustration with sexual life can be the cause of many illnesses that range from headaches to backache, even to suicidal tendencies. It is important to ask questions about sexual life in order that you may recognise latent problems and thereby perhaps prevent an illness from occurring. The sexual needs of the chronically ill or long-term patient should not be forgotten and require particular attentiveness. In addition, in this time of AIDS and the

und bedürfen einer besonderen Berücksichtigung. Außerdem sind im Zeitalter von AIDS und anderen wieder zunehmenden Geschlechtskrankheiten solche Fragen unerläßlich.

Es ist wichtig, den Patienten wissen zu lassen, daß Sie ihm/ihr Fragen bezüglich seiner/ihrer Sexualerfahrungen stellen werden, indem Sie z.B. sagen: «Ich möchte Ihnen jetzt ein paar Fragen stellen, die ihre Sexualorgane und Sexualerfahrungen betreffen. Um Ihnen helfen zu können, ist es für mich notwendig, sowohl Ihre Lebensgewohnheiten als auch diesen Teil Ihres Körpers zu verstehen. Nehmen Sie sich bitte Zeit, um die Fragen zu beantworten. Falls Sie Fragen an mich haben, will ich versuchen, Sie Ihnen zu beantworten.»

Nieren und ableitende Harnwege – Fragen für Männer und Frauen

1 Haben Sie Schmerzen beim Wasserlassen?

2 Haben Sie zur Zeit mehr Durst als gewöhnlich?

3 Wieviel trinken Sie pro Tag?
  – Was trinken Sie?

4 Müssen Sie in letzter Zeit öfters Wasser lassen als gewöhnlich?

5 Haben Sie den Eindruck, daß die Urinausscheidungsmenge in letzter Zeit zugenommen oder abgenommen hat?

6 Wie oft müssen Sie tagsüber auf die Toilette?

7 Wie oft gehen Sie in der Nacht auf die Toilette?

8 Haben Sie Schwierigkeiten beim Wasserlassen?

increase of other sexually transmitted diseases, such questions are essential.

It is important to let the patient know that you will be asking questions about his/her sexual experiences by saying something like, «I want to ask you some questions now about your sex organs and about your sexual experiences. In order for me to help you, it is important for me to understand this part of your body and your life as well. Take your time to answer the questions and if there is something you want to ask me about I will try to answer.»

Urinary system – Questions for male and female patients

1 Do you have any pain when you urinate?

2 Are you thirsty more often than usual?

3 How much do you drink each day?
   – What liquids do you drink?

4 Have you had to urinate more often than usual recently?

5 Do you feel the amount of urine has increased or decreased recently?

6 How many times do you have to urinate each day?

7 How many times do you have to get up at night to urinate?

8 Do you have any difficulty urinating?

9 Kommt es manchmal vor, daß Sie Drang zum Wasserlassen haben, aber wenn Sie auf der Toilette sind, nicht können?

10 Haben Sie das Gefühl, daß Sie Ihre Harnblase nicht richtig entleeren können?

11 Haben Sie einmal eine Blasenentzündung gehabt?

12 Haben Sie Schmerzen im unteren Teil des Rückens?

13 Verlieren Sie Urin, wenn Sie etwas heben, beim Treppensteigen, beim Husten, Niesen oder Lachen?

14 Was für eine Farbe hat Ihr Urin?

15 Hat Ihr Urin einen eigenartigen Geruch?

16 Hatten Sie schon einmal ein geschwollenes Gesicht, insbesondere geschwollene Augenlider, z.B. morgens nach dem Aufstehen, geschwollene Hände oder Füße?

17 Haben Sie schon einmal ein Medikament zur Anregung der Urinausscheidung eingenommen?

18 Wurden bei Ihnen schon einmal Nieren- oder Blasensteine festgestellt?
 – Sind diese von selbst abgegangen oder wurde eine spezielle Behandlung durchgeführt?

19 Nehmen Sie regelmäßig Medikamente gegen Schmerzen?

20 Bestehen irgendwelche Grunderkrankungen, z.B. Zuckerkrankheit, hoher Blutdruck, häufige Halsschmerzen?

9 Do you sometimes feel that you have to urinate but cannot?

10 Do you feel you can't empty the bladder completely?

11 Have you ever had a bladder infection?

12 Do you have any lower back pain?

13 Do you lose urine when you lift something heavy, climb stairs, cough, sneeze or laugh?

14 What colour is your urine?

15 Does it have an unusual odour?

16 Do you ever have a swollen face (especially eyelids first thing in the morning), or swollen hands or feet?

17 Have you taken any medication to rid your body of water (a diuretic)?

18 Have you ever had stones in your kidneys or bladder?

– Did you pass the stones naturally or did you have special treatment?

19 Do you take any drugs regularly for pain?

20 Do you have any illness or conditions that could affect your kidneys (e.g. diabetes, high blood pressure, frequent sore throats)?

Ableitende Harnwege und Geschlechtsorgane – Fragen für Männer

1 Haben Sie den Eindruck, daß Ihr Urinstrahl in letzter Zeit schwächer geworden ist?

2 Haben Sie Nachtröpfeln, wenn Sie mit dem Wasserlassen fertig sind?

3 Wurde bei Ihnen die Vorhaut beschnitten?
   – Haben Sie Probleme beim Zurückziehen der Vorhaut?
   – Haben Sie Entzündungen unter der Vorhaut?

4 Haben Sie Ausfluß aus Ihrer Harnröhre beobachtet?

5 Wie reinigen Sie Ihr Glied?

6 Kontrollieren Sie Ihre Hoden regelmäßig auf Knoten oder andere Veränderungen?

7 Haben Sie irgendwelche Veränderungen an Ihren Hoden festgestellt?
   – Haben Sie jemals Schmerzen in diesem Bereich gehabt?

8 Haben Sie jemals Beschwerden mit Ihrer Prostata gehabt?

9 Hatten Sie schon einmal eine Geschlechtskrankheit?

10 Können Sie mir etwas über Ihr Sexualleben erzählen? *(Geben Sie dem Patienten viel Zeit zu sprechen. Es kann sein, daß er nach Wörtern sucht und deshalb Redepausen einlegt. Unterbrechen Sie ihn trotzdem nicht).*

Falls der Patient Schwierigkeiten hat, über diesen Punkt zu reden, können Sie folgende Fragen stellen:
   – Erinnern Sie sich, wann bei Ihnen die Pubertät begann, wann sich Ihre Stimme veränderte, wann Sie zum ersten Mal im Schlaf Samenerguß hatten, wann bei Ihnen die ersten Schamhaare wuchsen?

Genito-urinary system – Questions for male patients

1. Do you have the impression that your stream of urine has become weaker or smaller?

2. Does your urine stop slowly, with interruptions toward the end?

3. Were you circumcised or do you still have your foreskin?
   - Do you have any trouble pulling the foreskin back?
   - Do you have any irritation under the foreskin?

4. Have you noticed any discharge out of your penis?

5. Please describe how you usually clean your penis.

6. Do you examine your testicles regularly for lumps or other changes?

7. Have you noticed any swelling or change in consistency in your testicles?
   - Have you ever had pain in your testicles?

8. Have you had any problems with your prostate gland?

9. Have you ever had a sexually transmitted disease?

10. Can you tell me about your sex life?
    (*Give the patient time to talk. It may be that he will take time to choose his words. Don't interrupt his train of thought.*)

    If the patient has difficulty talking about this arena, you may ask the following questions:
    - Do you remember when you entered puberty (when your voice began to change, when you first had wet dreams, or when your pubic hair started to grow)?

- Seit wann sind Sie sexuell aktiv?
- Können Sie mir etwas über Ihre Sexualvergangenheit erzählen (wieviele Partner, etc.)?

- Haben Sie eine/n feste/n Partner/in? Seit wann?

- Sind Sie mit Ihrem Sexualleben zufrieden?
- Welche Bedeutung hat Sex in Ihrem Leben?
- Wird Ihr Glied bei sexueller Erregung steif?
- Benutzen Sie ein Kondom?
- Üben Sie Sexualpraktiken aus, die ein Gesundheitsrisiko darstellen (Oralverkehr, Analverkehr, ungeschützter Verkehr, Sadomasochismus, usw.)?
- Haben Sie mit Ihrem Samenguß Probleme z.B. Schmerzen, zu schneller Samenguß oder keinen Samenguß?
- Haben Sie jemals Blut in Ihrem Samenguß bemerkt?
- Ist Ihr Sexualverhalten durch Krankheiten oder andere Faktoren beeinflußt? Wie?
- Haben Sie jemals ein unangenehmes, beängstigendes und/oder schmerzhaftes Sexualerlebnis gehabt?

11 Haben Sie Kinder? Wie viele?
- Falls nicht, würden Sie gerne Kinder haben?
- Wie lange versuchen Sie, mit Ihrer Frau/Partnerin Kinder zu bekommen? Wie oft haben Sie Verkehr?
- Haben Sie oder Ihre Partnerin schon einmal einen Fruchtbarkeitstest machen lassen?

Geschlechtsorgane – Fragen für Frauen
Gynäkologische Geschichte

1 Wann hatten Sie die letzte Menstruation (Periode)?
- Ist Ihre Periode regelmäßig, wie oft?
- Wie lange dauern Ihre Blutungen normalerweise?
- Wissen Sie, wie alt Sie waren, als Sie die Tage zum ersten Mal bekamen?

- How long have you been sexually active?
- Could you tell me something about your sexual activities in the past (e.g. how many partners you've had, etc.)?
- Do you have a steady partner now? How long have you been together?
- Are you satisfied with your sex life?
- What meaning does sexuality have for you in your life?
- Do you get an erection when you are sexually aroused?
- Do you use condoms?
- Do you use any sex practices that might put you at risk of contracting a sexually transmitted disease (e.g. oral sex, anal sex, sadomasochistic sex)?
- Do you have any problems with ejaculation (e.g. painful ejaculation, ejaculating too quickly, not being able to ejaculate)?
- Have you ever noticed blood in your semen?
- Is your sex life affected by any illnesses or conditions that you have? How?
- Have you ever had an unpleasant, painful or frightening sexual experience?

11 Do you have children? How many?
- If not, would you like to have children?
- How long have you and your partner been trying to have children? How often do you have intercourse?
- Have either you or your partner had any examinations for infertility?

Genito-urinary system – Questions for female patients
Gynaecological history

1 When was your last menstruation (period)?
- Do you have your period regularly? How often?
- How long do your periods usually last?
- Do you remember how old you were when you had your first period?

2 Haben Sie Zwischenblutungen?
   – Wie stark und wie lange?

3 Haben Sie Schmerzen oder Unwohlsein vor oder während der Periode?
   – Wie sind die Schmerzen?

4 Benutzen Sie Tampons oder Binden?

5 Wie stark bluten Sie? Wieviele Vorlagen brauchen Sie pro Tag?

6 Haben Sie schon einmal den Begriff *Toxisches Schocksyndrom* gehört? Kennen Sie die Symptome? (Kreislaufschwäche, Fieber, Hautausschlag, Erbrechen, Durchfall)

7 Benutzen Sie Verhütungsmittel?
   – Welche (Pille, Spirale, Pessar (Diaphragma), Scheidenzäpfchen, Gel usw., Temperaturmethode, Schwamm, Spinnbarkeit- und Farnkrauttest, Coitus interruptus)? Benutzt Ihr Partner ein Kondom?
   – Wie lange nehmen Sie diese schon? Haben Sie Probleme damit?
   – Haben Sie früher andere Verhütungsmittel genommen? Haben Sie Probleme gehabt, die im Zusammenhang mit den Verhütungsmaßnahmen standen?

8 Wissen Sie, ob Sie schwanger sind?
   – Besteht bei Ihnen Kinderwunsch?
   – Seit wann versuchen Sie, schwanger zu werden?
   – Wie oft haben Sie Verkehr?

9 Haben Sie bereits Kinder?
   – Wieviele?
   – In welchem Jahr sind sie geboren?

2 Do you have any vaginal bleeding between periods?
 – How much and how long?

3 Do you have pain or feel unwell either before or during your period?
 – What is the pain like?

4 Do you use tampons or pads?

5 How strongly do you bleed? How many pads or tampons do you use per day?

6 Have you heard of *Toxic Shock Syndrome* associated with using tampons? Do you know the symptoms (drop in blood pressure, fever, skin rash and peeling, vomiting, diarrhoea)?

7 Do you use a contraceptive?
 – Which one? (the pill, IUD – intra-uterine device, diaphragm, cervical cap, contraceptive jellies, creams or suppositories, the rhythm method, the «Today» sponge, mucous test method, or coitus interuptus) Does your partner use a condom?
 – How long have you used this contraceptive method? Do you have any trouble with it?
 – Have you used other methods? When? For how long? Did you have any problems with those methods?

8 Do you know whether you are pregnant now or not?
 – Do you want to have a child?
 – How long have you been trying to get pregnant?
 – How often do you have intercourse (sex)?

9 Do you already have any children?
 – How many children do you have?
 – When were they born?

10 Hatten Sie jemals eine Frühgeburt?
 – In welcher Schwangerschaftswoche?

11 Hatten Sie jemals eine Fehlgeburt?
 – In welcher Schwangerschaftswoche?

12 Hatten Sie jemals eine Eileiterschwangerschaft? Wann war das?

13 Hatten Sie jemals eine Totgeburt? Wann war das?

14 Hatten Sie jemals eine Schwangerschaftsunterbrechung gehabt?
 – Wann war das?
 – In welchem Monat/in welcher Woche wurde die Schwangerschaft unterbrochen?

15 Hatten Sie jemals eine Erkrankung im Beckenbereich (Geschlechtskrankheit, Eileiterentzündungen usw.)?

16 Hatten Sie schon einmal eine Unterleibsoperation (z.B. eine Ausschabung)? Wann und warum?

17 Haben Sie Ausfluß aus der Vagina?
 – Können Sie es beschreiben?
 – Wonach riecht der Ausfluß?

18 Haben Sie Juckreiz im Genitalbereich?

19 Haben Sie irgendwelche empfindlichen oder entzündlichen Stellen im Genitalbereich?

20 Untersuchen Sie regelmäßig Ihre Brust selbst?
 – Können Sie beschreiben, wie Sie das machen?
 – In welchen Abständen tun Sie das?

21 Haben Sie Knoten oder Veränderungen in Ihrer Brust festgestellt?

10 Did you have any premature births?
  – In which week of the pregnancy was the birth?

11 Have you had any miscarriages? When? In which week?

12 Have you had a tubal (ectopic) pregnancy? When?

13 Did you have any stillbirths?

14 Have you ever had a pregnancy interruption (abortion)?

  – When?
  – In which week or month of the pregnancy?

15 Have you ever had any pelvic infections or diseases (sexually transmitted diseases, pelvic inflammatory disease, etc.)?

16 Have you had any operations in the pelvic region (e.g. a D + C – currettage?) When and why?

17 Do you have a vaginal discharge?
  – Can you describe it?
  – Does it have a bad smell?

18 Do you have itching in the genital area?

19 Do you have any sores or lumps in the genital area?

20 Do you regularly examine your breasts yourself?
  – Could you describe how you do it?
  – How often do you examine your breasts?

21 Have you noticed any lumps or any other changes in your breasts?

22 Haben Sie empfindliche Stellen oder Schmerzen in der Brust?

23 Hat sich die Haut über den Knoten irgendwie verändert?

24 Haben Sie Ausfluß oder Blutungen aus den Brustwarzen bemerkt?

25 Wurde bei Ihnen eine Mammographie gemacht?
 – Wann wurde die letzte Mammographie gemacht?
 – Was hat der Arzt/die Ärztin Ihnen darüber gesagt?

26 Wann wurde die letzte ärztliche Vorsorgeuntersuchung der Brust durchgeführt?

27 Wann haben Sie zuletzt einen Krebsabstrich machen lassen?

28 Gibt es jemanden in Ihrer Familie, die Brust- oder Gebärmutterkrebs gehabt hat?

29 Können Sie mir etwas über Ihr Sexualleben erzählen?
(Geben Sie der Patientin viel Zeit zu sprechen. Es kann sein, daß die Patientin nach Wörtern sucht und deshalb Redepausen einlegt. Unterbrechen Sie die Patientin trotzdem nicht).
Falls die Patientin folgende Punkte nicht selbst anspricht, fragen Sie:
 – Seit wann sind Sie sexuell aktiv?
 – Haben Sie einen festen Partner? Seit wann?

 – Hatten Sie auch andere Partner? Wieviele?
 – Ist Geschlechtsverkehr befriedigend für Sie?
 – Erreichen Sie einen Höhepunkt beim Geschlechtsverkehr?

22 Do you have any tender spots or pain in your breasts?

23 Have you noticed a change in the skin — dimpling or redness, discharge?

24 Do you have a discharge from the nipples? any bleeding?

25 Have you ever had a mammography?
   - When was the last one?
   - What did the doctor say about the results of the mammography?

26 When did your doctor last examine your breasts?

27 When did you have your last test for cancer (Paps smear)?

28 Is there anyone in your family who has breast or uterine cancer?

29 Could you tell me something about your sex life?
(*Give the patient time to talk. It may be that she will take time to choose her words. Don't interrupt her train of thought.*)

If the patient has difficulty talking about this arena, you may ask the following questions:
   - How long have you been sexually active?
   - Do you have a steady partner? How long have you been with this partner?
   - Have you had other partners in the past? How many?
   - Is sex satisfying for you?
   - Do you reach orgasm (a high point)?

- Hatten Sie jemals eine schmerzhafte, beängstigende oder sehr unangenehme Sexualerfahrung?
- Üben Sie Sexualpraktiken aus, die ein Gesundheitsrisiko darstellen (Oralverkehr, Analverkehr, ungeschützter Verkehr, häufigen Partnerwechsel, Sadomasochismus, usw.)?
- Welche Bedeutung hat Sex in Ihrem Leben?
- Ist Ihr Sexualverhalten durch irgendwelche Krankheiten oder andere Faktoren beeinflußt? Wie?

Fragen zu Wechseljahren oder Menopause

30 Wann war Ihre letzte Periode?

31 Haben Sie danach jemals Blutungen oder Ausflüsse gehabt?

32 Wie fühlen Sie sich körperlich und psychisch?

33 Haben Sie Hitzewallungen?

34 Haben Sie Probleme beim Geschlechtsverkehr, wie z.B. trockene Vagina?

35 Nehmen Sie Hormone ein?

36 Hatten Ihre Mutter oder Ihre Schwestern Probleme während der Wechseljahre?

37 Wie haben Sie sich während der Wechseljahre und danach verändert?

38 Wie hat sich Ihre Einstellung zu sich und Ihrer Umgebung durch die Wechseljahre verändert?

39 Gab es Probleme mit dem/der Partner/in während der Umstellung?

- Have you ever had any sexual experiences that were painful for you, frightening or unpleasant in some way?
- Do you use any sex practices that might put you at risk of contracting a sexually transmitted disease (e.g. oral sex, anal sex, unprotected sex, changing partners often, sadomasochismus)?
- What meaning does sex have in your life?
- Is your sex life affected by any illnesses or conditions that you have? How?

Menopause history

30 When was your last period?

31 Have you had any unusual bleeding or discharge since then?

32 How do you feel physically and emotionally?

33 Do you have hot flashes (flushes)?

34 Do you have any problems with intercourse, for example lack of lubrication (dry vagina)?

35 Do you take any hormones?

36 Did your mother or sisters have any problems with menopause (change of life)?

37 How would you say you have changed because of the menopause?

38 How has your perspective on your life and life around you changed?

39 Have you had any difficulties with your partner because of these changes?

40 Konnten Sie mit Ihrem/er Partner/in über diese Veränderung sprechen? Hat Ihr/e Partner/in Verständnis dafür und unterstützt er/sie Sie?

Schwangerschaftsgeschichte

Wenn die Patientin schwanger ist:

41 In der wievielten Woche (im wievielten Monat) ist Ihre Schwangerschaft?
- Sind Sie über Ihre Schwangerschaft glücklich?
- Ist Ihr Partner auch über Ihre Schwangerschaft glücklich?

42 Ist das die erste Schwangerschaft?
Wenn die Patientin schon mal schwanger war, fragen Sie:
- Können Sie die letzten Schwangerschaften beschreiben?
- Hatten Sie Probleme oder Komplikationen während dieser Schwangerschaften?
   Waren Ihre Beine und Füße während dieser Zeit geschwollen? Haben Sie Wassertabletten eingenommen?
   Hatten Sie Probleme mit dem Blutdruck?
   Hatten Sie Eiweiß im Urin?
   Hatten Sie Nieren- oder Blasenentzündungen?
   Haben Sie an Übelkeit und Erbrechen gelitten? Wann und für wie lange? Nahmen Sie Medikamente dagegen? Welche und in welcher Dosierung?
   Mußten Sie im Krankenhaus liegen während der Schwangerschaft? Warum und wie lange?
- Wieviel haben Sie während der Schwangerschaft zugenommen?
- Waren Sie regelmäßig bei den Schwangerschaftsvorsorgeuntersuchungen?

40 Have you been able to talk with your partner about these changes? Do you have his/her support and understanding?

Child-bearing history

If the patient is pregnant:

41 How many weeks have you been pregnant?

- Are you happy about this pregnancy?
- What does your partner think about it?

42 Is this your first pregnancy?
If the patient has been pregnant before, ask:

- Could you please tell me about your other pregnancies?
- Did you have any problems or complications in the other pregnancies?
    Were your feet and legs swollen? Did you take any tablets to reduce the swelling?
    Did you have high blood pressure?
    Did you have protein in your urine?
    Did you have any bladder or kidney infections?
    Were you nauseous? Did you vomit? How long? Did you take any medication because of this? Do you remember the name of it? How much did you take?
    Were you in the hospital for any reason during the pregnancy? Why and for how long?
- How much weight did you gain during your pregnancy?
- Did you go for check-ups regularly? How many times?

- Wurden Ultraschalluntersuchungen durchgeführt?
- Wurden während der Geburt Aufzeichnungen der kindlichen Herztöne und der Wehen durchgeführt?
- War/en die Geburt/en normal oder war ein Kaiserschnitt, eine Zange oder Saugglocke notwendig?
- Hatten Sie Probleme während der Wehen oder der Geburt?
- Wurde bei der Geburt ein Dammschnitt gemacht?

- Bekamen Sie eine Narkose bei der Geburt? Wissen Sie, welche Art der Narkose Sie bekommen haben? Können Sie mir sagen, wie die Narkose auf Sie gewirkt hat?
- Haben Sie nach der Geburt viel Blut verloren?
- War das Kind gesund?
- Wieviel hat das Kind bei der Geburt gewogen?
- Welche Blutgruppe haben Sie? Wurde bei Ihrem Kind ein Blutaustausch vorgenommen?

- Gab es im Wochenbett irgendwelche Komplikationen (Entzündungen, Thrombose, starke Blutungen usw.)?
- Haben Sie Ihr Kind gestillt? Wie lange? Gab es irgendwelche Probleme beim Stillen, z.B. zu wenig Milch, Schmerzen, Brustentzündungen?

43 Jetzt möchte ich Ihnen noch ein paar Fragen über die **jetzige Schwangerschaft** stellen:
- Wurde bei Ihnen schon eine Blutuntersuchung durchgeführt, um festzustellen, ob Sie genügend Rötelnantikörper haben?
- Wurde bei Ihnen ein HIV-Test durchgeführt?
- Wie fühlen Sie sich (Übelkeit, Erbrechen – wieviel?)?

- Were ultrasonic scans done?

- Were the labour pains and the baby's heart rate monitored during the birth? How?

- Were the births normal or did you need a ceasarean, forceps or vacuum delivery?

- Did you have any problems during the labour or delivery?

- Was an episiotomy made (a cut to keep you from tearing)?

- Did you have any anaesthesia during the birth? What kind of anaesthetic was it? How did it affect you?

- Did you lose much blood after the birth?

- Was the baby healthy?

- How much did the baby weigh?

- Do you know what blood group you belong to? Did your baby have a complete blood transfusion after birth (in case of RH factor)?

- Did you have any problems in the days following the birth (fever, strong bleeding, blood clots)?

- Did you breast feed your baby? How long? Did you have any problems (not enough milk, painful nursing, breast inflammation, etc.)?

43 Now I want to ask you a few more questions about **this pregancy**:

- Have you had any blood tests to determine if you have already had German measles?

- Did you have an HIV (Aids test) done?

- How have you been feeling (nausea, vomiting, how much)?

- Wieviel haben Sie zugenommen?
- Wieviele Vorsorgeuntersuchungen haben Sie gehabt? Wo? Wurde ein Ultraschall durchgeführt?
- Haben Sie irgendwelche Krankheiten während dieser Schwangerschaften gehabt? Welche? Mußten Sie Medikamente einnehmen?
- Haben Sie genug Geld, um gesunde Nahrungsmittel zu kaufen?
- Haben Sie genügend Platz in Ihrer Wohnung für das Kind?
- Gibt es etwas, über das Sie sich Sorgen machen? Machen Sie sich Sorgen über Ihr Kind, über Ihren Partner oder über sich selbst?
- Haben Sie sich überlegt, wo Sie das Kind zur Welt bringen möchten, z.B. zu Hause oder im Krankenhaus?
- Möchten Sie, daß Ihr Partner bei der Geburt dabei ist?
- Nehmen Sie an einem Kurs für die Geburtsvorbereitung teil?
- Welche körperlichen Übungen machen Sie, um Ihren Körper auf die Geburt vorzubereiten?
- Haben Sie Fragen, die Sie mir stellen möchten?

Haut

1 Haben Sie Flecken oder Veränderungen an Ihrer Haut?

2 Haben Sie auf Ihrer Haut Stellen, die heller sind als Ihre normale Haut?

3 Haben Sie eine trockene oder juckend-kribbelnde Haut?

- How much weight have you gained so far?

- How many check-ups have you had so far? Where? Was an ultrasonic-scan done?

- Have you had any illnesses during this pregnancy? Have you taken any medications? Which ones?

- Do you have enough money to buy healthy food?

- Do you have room for a new baby at home?

- Are you worried about anything – about yourself, your partner or the baby?

- Have you thought about where you would like to have the baby (e.g. at home, in the hospital)?

- Would you like your partner to be present for the birth?

- Are you taking a birth preparation course?

- What kind of physical exercises are you doing to prepare your body for childbirth?

- Do you have any questions about the pregnancy you'd like to ask?

Skin

1 Do you have any patches or spots on your skin which are darker in colour than the rest of your skin? (i.e. birthmarks)

2 Do you have any areas that are lighter in colour than the other skin?

3 Do you have any dry or itching skin?

4 Haben Sie Hautstellen, die rot, rissig oder rauh sind?

5 Haben Sie Hautstellen, die dicker oder schwielig, verhärtet bzw. harthäutig und gefühllos sind?

6 Haben Sie abschuppende oder abblätternde Hautflächen?

7 Haben Sie entzündliche Hautstellen, die nur langsam abheilen?

8 Juckt Ihre Kopfhaut?

9 Haben Sie Probleme mit Kopfschuppen?

10 Haben Sie Warzen oder Muttermale?
  – Ist Ihnen aufgefallen, ob sich ein Muttermal in letzter Zeit verändert hat, z.B. ist es größer geworden, ist es schmerzhaft, ist es aufgebrochen, blutet es, oder hat sich die Farbe verändert?

11 Haben Sie Hautreaktionen nach Aufnahme bestimmter Nahrungsmittel? Können Sie beschreiben, was geschieht?

12 Sind Sie sehr oft draußen im Freien?
  – Arbeiten Sie im Freien?
  – Laufen Sie gerne Ski im Winter oder treiben Sie gern andere Sportarten im Freien?
  – Wo verbringen Sie hauptsächlich Ihre Ferien?

13 Bekommen Sie leicht einen Sonnenbrand?
  – Haben Sie jemals einen richtigen Sonnenbrand gehabt?
  – Können Sie sich erinnern, wann das war?

14 Haben Sie jemals eine ernsthafte Hautverletzung gehabt, z.B. durch eine Verbrennung, durch Chemikalien?
  – Können Sie beschreiben, was passiert ist?
  – Können Sie mir die Körperstellen zeigen?

4 Are there any places where your skin is red or rough?

5 Are there some places where you have thick skin or calluses or numbness?

6 Do you have any scaling, or flaking skin areas?

7 Do you have any sores on your skin which are slow in healing?

8 Does your scalp itch?

9 Do you have problems with dandruff?

10 Do you have any warts or moles?
   – Have you noticed any changes in these moles, i.e. growing larger, being painful, cracking or bleeding, or changing colour?

11 Do you have any skin reactions after eating certain foods? Can you describe what happens?

12 Are you often outside?
   – Do you work outside?
   – Do you ski in the winter or do other outdoor sports?

   – Where do you usually go for holidays?

13 Do you sunburn easily?
   – Have you ever had a really bad sunburn?
   – Can you remember when?

14 Have you ever had any skin injuries, a burn, or contact with a chemical substance that caused damage?
   – Can you describe what happened?
   – Can you show me the place on your skin that was hurt?

15 Haben Sie an Ihrem Arbeitsplatz mit gefährlichen Substanzen zu tun?

16 Haben Sie jemals Fußpilz gehabt (Juckreiz zwischen den Zehen)?

17 Brechen Ihre Fingernägel oder Zehennägel leicht? Wachsen sie normal?

Endokrines System

1 Wie fühlen Sie sich, wenn das Wetter heiß ist?
 – Und im Winter, wenn es kalt ist?
 – Haben Sie negative Reaktionen auf Hitze oder Kälte?

2 Wenn Sie im Haus sind, fühlen Sie sich da angenehm; oder ist es Ihnen dann zu warm oder zu kalt?

3 Sind Ihre Hände kalt, oder sind sie schweißig und heiß?
 – Sind Ihre Füße kalt, oder sind sie schweißig und heiß?

4 Haben Sie in letzter Zeit zu- oder abgenommen? Wieviel?

5 Leiden Sie oft an Durchfällen oder Verstopfung? Wann fing es an?

6 Sind Sie oft abgeschlagen, ohne Energie und müde?

7 Fühlen Sie sich oft nervös und gereizt, oder so, als ob Sie beinahe zuviel Energie hätten?

8 Haben Sie Haarausfall?

9 Haben Sie Probleme beim Einschlafen?

10 Wie schlafen Sie in der Nacht?

15 Do you come into contact with any dangerous substances in your daily work?

16 Have you ever had athlete's foot (itching between toes)?

17 Do your finger nails or toe nails break easily? Do they grow normally?

Endocrine system

1 How do you feel when the weather is hot?
 — And during the winter, in cold weather?
 — Do you have any bad reactions to heat or cold?

2 When you are inside your house are you comfortable or do you feel too hot or too cool?

3 Are your hands often cold or are they sweaty and hot?
 — And your feet?

4 Have you gained or lost weight recently? How much?

5 Do you suffer from diarrhoea or constipation often? When did this start?

6 Are you often low on energy?

7 Do you often feel nervous and irritable, like you have almost too much energy?

8 Are you losing any hair?

9 Do you have any trouble getting to sleep?

10 How do you sleep at night?

11 Werden Sie nachts zu bestimmten Zeiten wach?

12 Wie oft müssen Sie am Tag Urin lassen?

13 Haben Sie den Eindruck, daß die Urinausscheidung an Menge in letzter Zeit zugenommen hat oder weniger geworden ist?

14 Nehmen Sie ein Kortisonpräparat regelmäßig ein?
– Was nehmen Sie?
– Warum nehmen Sie es?
– Seit wann nehmen Sie es?
– Wieviel nehmen Sie davon?

15 Nehmen Sie Hormone (Verhütungspillen oder andere)?
– Was nehmen Sie?
– Warum nehmen Sie es?
– Seit wann nehmen Sie es?
– Wieviel nehmen Sie davon?

16 Nehmen Sie etwas gegen Allergien ein?
– Was nehmen Sie?
– Seit wann nehmen Sie es?
– Wieviel nehmen Sie davon?

17 Haben Sie empfindliche Stellen in der Schilddrüsengegend?
– Haben Sie jemals Probleme mit der Schilddrüse gehabt?
– Was für Probleme waren das?

18 Hat sich Ihre Haut in der Farbe verändert (verdunkelt), ohne daß Sie in der Sonne waren?

19 Bekommen Sie leicht blaue Flecken oder Blutergüsse?

20 Haben Sie Muskelkrämpfe?
– Wie oft?
– Wo?
– Wann?

11 Do you wake up each night at a specific time?

12 How many times a day do you urinate (pass water)?

13 Do you feel the amount has increased or decreased recently?

14 Are you taking a steroid (cortisone) medication?
   – What are you taking?
   – Why are you taking it?
   – How long have you been taking it?
   – What dosage are you taking?

15 Do you take hormones (contraceptive pills or another)?
   – What are you taking?
   – Why are you taking it?
   – How long have you been taking it?
   – What dosage are you taking?

16 Do you take medication against allergies?
   – What do you take?
   – How long have you been taking it?
   – What dosage are you taking?

17 Do you have any tenderness in the thyroid area?

   – Have you had problems with your thyroid gland?
   – Which ones?

18 Have you noticed your skin changing colour (darkening) without your being in the sun?

19 Do you bruise easily?

20 Do you often have muscle cramps?
   – How often?
   – Which muscles?
   – When do you get the muscle cramps?

21 Haben Sie bemerkt, ob sich Ihre Hutgröße oder die Handschuhgröße verändert hat?

Skelettmuskulatur

1 Haben Sie irgendwelche Schmerzen bei den normalen täglichen Bewegungen?
– Sind die Schmerzen bei den normalen Bewegungen, die Sie täglich machen, z.B. bei der Arbeit oder beim Gehen, stärker oder werden sie schlimmer, wenn Sie sitzen oder liegen?
– Wo sind die Schmerzen:
Nacken
Rücken/Wirbelsäule
Schulter
Arme
Handgelenk
Hüfte
Beine
Knie
Fußgelenke
Füße

2 Gibt es Quietsch- oder Knistergeräusche, wenn Sie Ihre Gelenke bewegen?

3 Sind irgendwelche Gelenke geschwollen, gerötet oder entzündet?

4 Haben Sie das Gefühl, daß Sie einen Teil Ihres Körpers nicht richtig bewegen können? Können Sie Ihren Kopf frei bewegen, können Sie sich nach vorne beugen, können Sie Ihre Arme heben usw.?

5 Haben Sie das Gefühl, daß sich irgendwelche Körperteile unnatürlich bewegen?

21 Have you noticed any changes in your hat size or glove size?

Musculoskeletal system

1 Do you have any pain when moving about during the course of the day?
 − Is the pain greater when you move or work, or is it worse when you are resting?

 − Where is the pain?
   neck
   back
   shoulders
   arm
   wrist
   hips
   legs
   knee
   ankle
   feet

2 Do any of your joints creak or make a noise when you move them?

3 Are any of your joints swollen, reddened or inflamed?

4 Do you feel that you cannot move any part of your body fully? Can you turn your head freely, can you bend over, lift your arm, etc?

5 Do you feel that any part of your body moves unnaturally?

6 Haben Sie Veränderungen bezüglich Ihrer Kräfte in Armen, Händen und Beinen bemerkt?

7 Haben Sie Taubheitsgefühle?

8 Wie lange haben Sie schon dieses Problem; hat sich dies langsam entwickelt oder haben Sie das ganz plötzlich bemerkt?

9 Können Sie sagen, was die Ursache der Veränderung ist, z.B. ein Sportunfall, eine ungewöhnliche Bewegung?

10 Bei welchen Aktivitäten des täglichen Lebens haben Sie Schwierigkeiten wegen dieses Problems/dieser Probleme?

11 Haben Sie jemals eine Verletzung der Muskulatur oder Knochen gehabt, z.B. einen gebrochenen Arm, ein gebrochenes Bein usw., eine Bänderzerrung oder einen Bänderriß?
– Wie wurde die Verletzung behandelt?

12 Haben Sie jemals eine krankengymnastische Behandlung erhalten?

13 Wurde bei Ihnen jemals eine Operation zur Korrektur von Knochenerkrankungen bzw. Knochenbrüchen durchgeführt?

14 Haben Sie jemals einen Gipsverband getragen? Wie oft? Wie lange?

15 Tragen Sie regelmäßig orthopädische Hilfsmittel, z.B. Halskrawatte, Korsett, Schuheinlagen?
– Warum benötigen oder tragen Sie dieses Hilfsmittel?
– Wie lange tragen Sie dies schon?

16 Was für Schuhe tragen Sie normalerweise?

6 Has there been any change in strength in your arms, hands or legs?

7 Do you have any feeling of numbness anywhere?

8 How long have you had these problems? Have they come gradually or did they start suddenly?

9 Can you identify any cause of the pain – for example, a sports accident or some unusual movement?

10 Which of your daily activities are difficult for you because of this pain?

11 Have you ever had an injury to muscles or bones – for example, a broken bone, a sprain, or torn ligament?

– How was it treated?

12 Have you ever had physiotherapy?

13 Have you ever had an operation to correct a break or other condition (for example, spinal disc surgery)?

14 Have you ever worn a cast? For how long? How many times?

15 Do you regularly wear any kind of support (neck brace, corset, shoe inserts)?
 – What problem is being treated by this support?
 – How long have you been wearing this support?

16 What kind of shoes do you normally wear?

17 Was arbeiten Sie während des Tages?
  – Müssen Sie schwere Gegenstände heben?
  – Verbringen Sie viel Zeit im Sitzen?

18 Was machen Sie an Freizeitausgleich?

  – Treiben Sie Sport? Was für eine Sportart treiben Sie?

Nervensystem inkl. geistiger u. psychischer Zustand

Ziel dieser Fragen ist, die geistige Schärfe und den geistigen und psychischen Zustand des Patienten herauszufinden. Sie haben bis jetzt bereits einen Eindruck über sein/ihr Gedächtnis und seinen/ihren Bezug zur Realität erhalten. Diese Fragen dienen als Ergänzung oder können an Patienten gestellt werden, bei denen Symptome erkennbar sind, die auf eine geistige Störung hinweisen.

Zur Unterstützung bei der Erstellung einer Diagnose ist es zusätzlich wichtig, die kognitive Fähigkeit des Patienten einschätzen zu können, um sowohl eine effektive Patientenaufklärungs- und Beratungsplanung zu erstellen als auch ihn in ihren/seinen Therapieplan einzubeziehen.

Falls die Fragen zu direkt gestellt werden, kann es sein, daß sich der Patient bei den Fragen wie in einem Kreuzverhör fühlt. Sie können bei der Formulierung Ihrer Fragen mehr indirekte Fragen, «Anekdoten», erfinden. Zum Beispiel können Sie fragen: «Manchmal kann ich mich nicht daran erinnern, was für einen Tag wir haben. Es erscheint mir, daß die Woche so schnell vorüber geht. Geht es Ihnen auch so?» Wenn der Patient nervös ist, kann es sein, daß er/sie Sachen vergißt, an die er/sie sich unter normalen Umständen erinnert.

17 What kind of work do you do each day?
- Do you have to lift heavy things?
- Do you spend a lot of time sitting?

18 What kinds of recreational activities do you do each week?
- Do you play any sports? Which ones?

Nervous system (including mental status review)

The purpose of these questions is to establish the person's mental acuity and his/her mental and emotional state. You will certainly have gained an impression of the person's memory and contact with reality through the questions listed in other sections. These questions may serve as part of the usual anamnesis or may be used especially with patients exhibiting symptoms that may indicate interruption of mental functions.

In addition to aiding in diagnosis of illness, assessing the patient's cognitive ability is important in designing an effective plan of patient education and in involving the patient in his/her own plan of care.

Patients may feel that they are being cross-examined if the questions are too direct. You can formulate some questions more indirectly by developing anecdotes. For example, you may say «Sometimes I can't remember what day of the week it is. The week seems to go by so quickly. Does that ever happen to you?» If the patient is nervous, they may forget data which he/she otherwise would remember.

1 Wer hat Sie heute hier ins Krankenhaus begleitet?

2 Wann sind Sie gekommen?

3 Wissen Sie, was für einen Tag wir heute haben?

4 Können Sie mir das Datum von heute sagen? (oder: Ist heute der 21. oder 22.?)

5 Wie ist das Wetter heute? (oder: Haben Sie gesehen, was für ein Wetter wir heute haben?)

6 Können Sie mir sagen, was Sie heute gegessen haben?

7 Was haben Sie gestern gemacht?

8 Haben Sie den Eindruck, daß sich Ihre Fähigkeit, sich etwas zu merken, verändert hat? Woran haben Sie das gemerkt?

9 Sind Sie schon einmal ohnmächtig geworden?
   – Wie oft ist das passiert?
   – Wissen Sie warum?
   – Wie lange waren Sie bewußtlos?
   – Haben Sie sich beim Hinfallen verletzt?

10 Wann sind Sie geboren? Wo?

11 Können Sie mir etwas über Ihre Kindheit erzählen?
   – Erinnern Sie sich an einige Namen früherer Freunde?
   – Was für Spiele spielten Sie gerne?

12 Welches Fach mochten Sie besonders gern in der Schule?
   – Wieviel Jahre sind Sie in die Schule gegangen?
   – Wie sind Sie mit Ihren Schulkameraden und Lehrern zurecht gekommen?

13 Können Sie mir etwas über Ihre eigene Person sagen?

1. Who came with you to the hospital today?

2. What time did you come?

3. Do you remember what day of the week it is?

4. Can you tell me the date (or, Is today the 21st or 22nd)?

5. What is the weather like today (or, Have you noticed what the weather is like today?)?

6. Can you tell me what you have had to eat today?

7. What did you do yesterday?

8. Do you feel that your ability to remember things is changing? What makes you think so?

9. Have you ever fainted?
   - How often does it happen?
   - Do you know why?
   - How long were you unconscious?
   - Did you injure yourself in falling?

10. When were you born? Where?

11. Can you tell me something about your childhood?
    - Do you remember the names of some of your friends?
    - What games did you like to play?

12. What subjects did you like at school?
    - How many years did you go to school?
    - How did you get along with your classmates and teachers?

13. Could you tell me something about your personality?

14 Was für Hobbies haben Sie? Was machen Sie besonders gerne?

15 Was macht Sie besonders ärgerlich?

16 Was macht Sie besonders traurig oder depressiv?

17 Gibt es Leute, über die Sie sich oft ärgern?

18 Wie kommen Sie mit Ihren Kollegen zurecht?

19 Glauben Sie, daß Sie ein humorvoller Mensch sind?

20 Was haben Sie bis jetzt in Ihrem Leben gemacht? Was gibt Ihnen ein gutes Gefühl?

21 Gibt es etwas, wovor Sie Angst haben?
 – Wann haben Sie Angst?
 – Was machen Sie dann?

22 Gab es in Ihrem Leben schon einmal eine Zeit, in der Sie das Gefühl hatten, daß Ihnen alles über den Kopf wächst?
 – Wie lange hat dieser Zustand gedauert?
 – Wie fühlten Sie sich?
 – Wer konnte Ihnen helfen?
 – Brauchten Sie irgendwelche Medikamente, damit es Ihnen wieder besser ging?
 – Brauchten Sie irgendeine andere spezielle Hilfe?

23 Hatten Sie jemals das Gefühl, daß es sich nicht lohnt zu leben?
 – Haben Sie irgendwann einmal daran gedacht, sich selbst das Leben zu nehmen?
 – Was, glauben Sie, passiert nach Ihrem Tode?

24 Worauf freuen Sie sich, wenn es Ihnen besser geht?

14 What hobbies do you have? What do you enjoy doing?

15 What kinds of things make you really angry?

16 What things make you sad or depressed?

17 Are there any people who make you angry often?

18 How do you feel about the people you have to work with?

19 Do you think you have a good sense of humour usually?

20 What things have you done in your life that you feel good about?

21 Are there any things that make you afraid?
— When do you feel afraid?
— What do you do then?

22 Has there ever been a time in your life when you felt you just couldn't cope?
— How long did this time last?
— How did you feel?
— Who was able to help you?
— Did you need any medicine to help you get better?

— Did you need any other special help?

23 Have you ever felt that life just wasn't worth living?

— Have you ever thought about ending your life?

— What do you think would happen after your death?

24 What sort of things are you looking forward to doing when you feel better?

25 Haben Sie besondere Zukunftspläne?

Merke: Diese Fragen reichen nur aus, eine grobe Einschätzung des geistigen und psychischen Zustandes des Patienten zu erheben. Wenn sich während der Befragung bzw. der Untersuchung herausstellt, daß größere Probleme bestehen, ist zu überlegen einen Psychologen oder Facharzt für Neurologie und Psychiatrie zu konsultieren.

25 Do you have any special plans for the near future?

Note: This set of questions is only enough to establish a very rough image of the person's mental status. Should any suspicion of deeper problems arise, the health professional should consider whether a psychologist or psychiatrist should be consulted.

Persönliche körperliche Gesundheitsgeschichte

1 Ist Ihnen bekannt, ob Sie bei der Geburt irgendwelche Gesundheitsprobleme hatten?
   − Welche?
   − Wie wurden sie behandelt?

2 War Ihre Entwicklung während Ihrer Vorschuljahre normal?

3 Welche Kinderkrankheiten hatten Sie?
   − Keuchhusten
   − Röteln
   − Mumps
   − Masern
   − Windpocken
   − irgendwelche anderen Hautausschläge?

4 Was für andere Krankheiten hatten Sie noch?
   − Angina
   − rheumatisches Fieber
   − Scharlach
   − häufige Ohreninfektion
   − Lungenentzündung
   − Bronchitis
   − Rippenfellentzündung
   − Malaria
   − Cholera
   − Hepatitis
   − Polio
   − Geschlechtskrankheiten

5 Welche Schutzimpfungen haben Sie bis heute gehabt?
   − Wann haben Sie die letzte Tetanusschutzimpfung erhalten?
   − Wann haben Sie die letzte Polioschluckimpfung gehabt?

Personal physical health history

1 Do you know if you had any health problems at birth?

   – Which ones?
   – How were you treated?

2 Did you develop normally in your pre-school years?

3 Which childhood illnesses did you have?
   – whooping cough (pertussis)
   – German measles (rubella)
   – mumps
   – measles
   – chickenpox
   – any other rash illness?

4 What other illnesses have you had?
   – tonsillitis (strep throat)
   – rheumatic fever
   – scarlet fever
   – frequent ear infections
   – pneumonia
   – bronchitis
   – pleurisy
   – malaria
   – cholera
   – hepatitis
   – polio
   – sexually transmitted diseases

5 Which immunisations have you had?
   – When was your last tetanus shot?

   – When was your last oral polio vaccine?

- Haben Sie eine Impfung gegen Mumps, Masern, Röteln bekommen?
- Haben Sie jemals eine Impfung erhalten, bevor sie ins Ausland verreisten? Wann?
- Haben Sie irgendwelche anderen Impfungen erhalten, wie z.B. gegen Grippe oder Hepatitis B?

6 Haben Sie Allergien auf Lebensmittel, Pflanzen, Tiere, Medikamente oder gegen etwas anderes?
- Welche Therapie wurde gegen Ihre Allergie durchgeführt?

7 Sind Sie jemals in einem Krankenhaus behandelt worden?
- Warum?
- Wie lange?
- Welche Behandlung bekamen Sie?
- Sind Sie vollständig genesen?
- Wie lange hat es gedauert?

8 Leiden Sie an chronischen Erkrankungen?

9 Haben Sie jemals unter Bedingungen gearbeitet, die körperlich sehr anstrengend sind?
- Welche Probleme hatten Sie?
- Haben Sie immer noch Probleme, die auf diese Arbeit zurückzuführen sind?

10 Waren Sie beim Militär?
- Wo waren Sie eingesetzt?
- Hatten Sie während Ihrer Militärzeit irgendwelche Verletzungen oder Gesundheitsprobleme?
- Haben Sie noch Probleme, die aus der Militärzeit herrühren?

11 Hatten Sie jemals einen Unfall?
- Was passierte da?
- Welche Behandlung war notwendig?

- Did you have an immunisation against mumps, measles and rubella?
- Have you had any immunisations before travel abroad? Which ones? When?
- Have you had any other immunisations, for example, against influenza or hepatitis B?

6 Do you have any allergies to foods, plants, animals, medicines, or anything else?
- What treatment have you had because of your allergies?

7 Have you ever been in hospital?
- Why?
- For how long?
- What treatment did you receive?
- Did you recover completely?
- How long did it take?

8 Do you suffer from any chronic illnesses or conditions?

9 Have you ever worked in conditions that were hard on you physically?
- What problems did you have?
- Do you still have some problems that started back then?

10 Were you in the military (in the forces)?
- Where did you serve?
- Did you have any injuries or health problems then?
- Do you have any problems now that started then?

11 Have you ever had an accident?
- What happened?
- What treatment did you receive?

12 Hatten Sie jemals eine ernsthafte Infektion, die nicht im Krankenhaus behandelt werden mußte?

13 Welche Medikamente nehmen Sie von Zeit zu Zeit zu Hause ein?
 — Nehmen Sie irgendwelche Medikamente ein, die Sie in der Apotheke kaufen oder sonst irgendwo ohne Verschreibung erhalten können?
  Was für Medikamente sind das?
  Wann nehmen Sie sie ein?
 — Nehmen Sie irgendwelche Medikamente ein, die Sie von jemandem aus Ihrer Familie erhalten?
  Was für Medikamente sind das?
  Wogegen sind sie?
 — Können Sie mir einen typischen Tag beschreiben? Welche Medikamente nehmen Sie? Zu welcher Zeit? In welcher Dosis?

12 Have you ever had any serious infections that did not require hospitalisation?

13 What medications do you have at home that you use from time to time?
   - Do you take any medications which you buy without prescription at a drugstore (chemist) or elsewhere?

      Which ones?
      When do you take the medication?
   - Do you take any medicines that someone else in your family gave you?
      Which ones?
      What were they for?
   - Can you describe a typical day – what medicines you take, at what time, how much you take?

Gesundheitsgeschichte der Familie

1 Leben Ihre Eltern noch? Sind sie gesund?
   – Wie alt sind Ihre Eltern?
   – Was für Gesundheitsprobleme haben Ihre Eltern?
     Wenn sie nicht mehr leben: Woran sind sie verstorben?
     In welchem Alter sind sie gestorben?

2 Sind Ihre Geschwister am Leben?
   – Wie alt sind sie?
   – Sind sie gesund?
     Wenn sie nicht mehr leben: Woran sind sie verstorben?
     In welchem Alter sind sie gestorben?

3 Hat irgend jemand in Ihrer Familie:
   – Herzbeschwerden
   – hohen Blutdruck
   – Schlaganfall
   – Krampfadern
   – Zucker
   – Gicht
   – eine Nierenkrankheit
   – etwas an der Schilddrüse
   – Asthma
   – Allergien
   – Tuberkulose
   – Krebs (wo)
   – geistige Behinderung
   – Geisteskrankheit
   – Epilepsie
   – Arthritis
   – Rheumatismus
   – Erbkrankheiten wie z.B. Fibrose cystica, Huntington-Chorea oder Bluterkrankheit?

Family health history

1 Are your parents still alive? Are they healthy?
   — How old are they now?
   — What health problems do they have?
      If they are not alive, what was their cause of death?

   How old were they when they died?

2 Are your sisters and brothers alive?
   — How old is each one?
   — What is their health like?
      If not alive, what was the cause of death?

   At what age did they die?

3 Does anyone in your family have:
   — heart trouble
   — high blood pressure
   — stroke
   — varicose veins
   — diabetes
   — gout
   — kidney disease
   — thyroid disease
   — asthma
   — allergies
   — tuberculosis
   — cancer (where?)
   — mental handicap
   — mental illness
   — epilepsy
   — arthritis
   — rheumatism
   — any genetic disorders like cystic fibrosis, Huntington's disease, or haemophilia

4 Hat jemand in Ihrer Familie Schwierigkeiten, seinen Alkohol- und Tablettenkonsum und sein Eßverhalten zu kontrollieren?

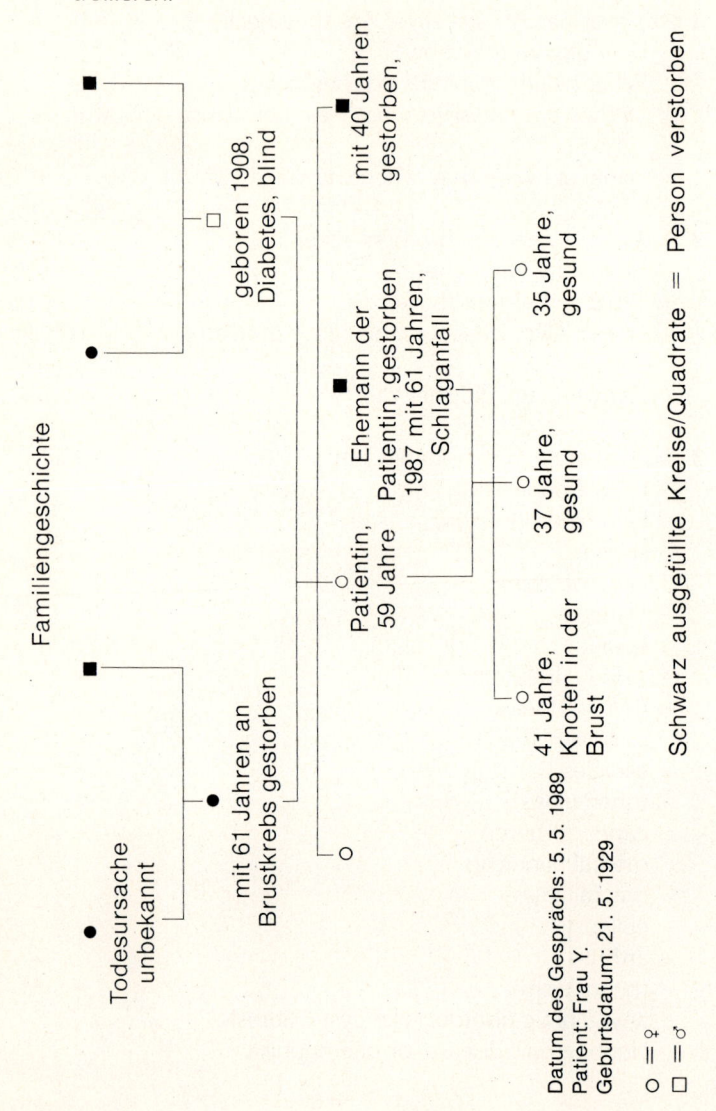

Familiengeschichte

- ■ (Todesursache unbekannt)
- ● mit 61 Jahren an Brustkrebs gestorben
- □ geboren 1908, Diabetes, blind
- ■
- ■ mit 40 Jahren gestorben
- ○ Patientin, 59 Jahre
- ■ Ehemann der Patientin, gestorben 1987 mit 61 Jahren, Schlaganfall
- ○ 41 Jahre, Knoten in der Brust
- ○ 37 Jahre, gesund
- ○ 35 Jahre, gesund

Datum des Gesprächs: 5. 5. 1989
Patient: Frau Y.
Geburtsdatum: 21. 5. 1929

○ = ♀
□ = ♂

Schwarz ausgefüllte Kreise/Quadrate = Person verstorben

4 Does anyone in your family have trouble controlling the amount of alcohol, drugs, or foods they consume?

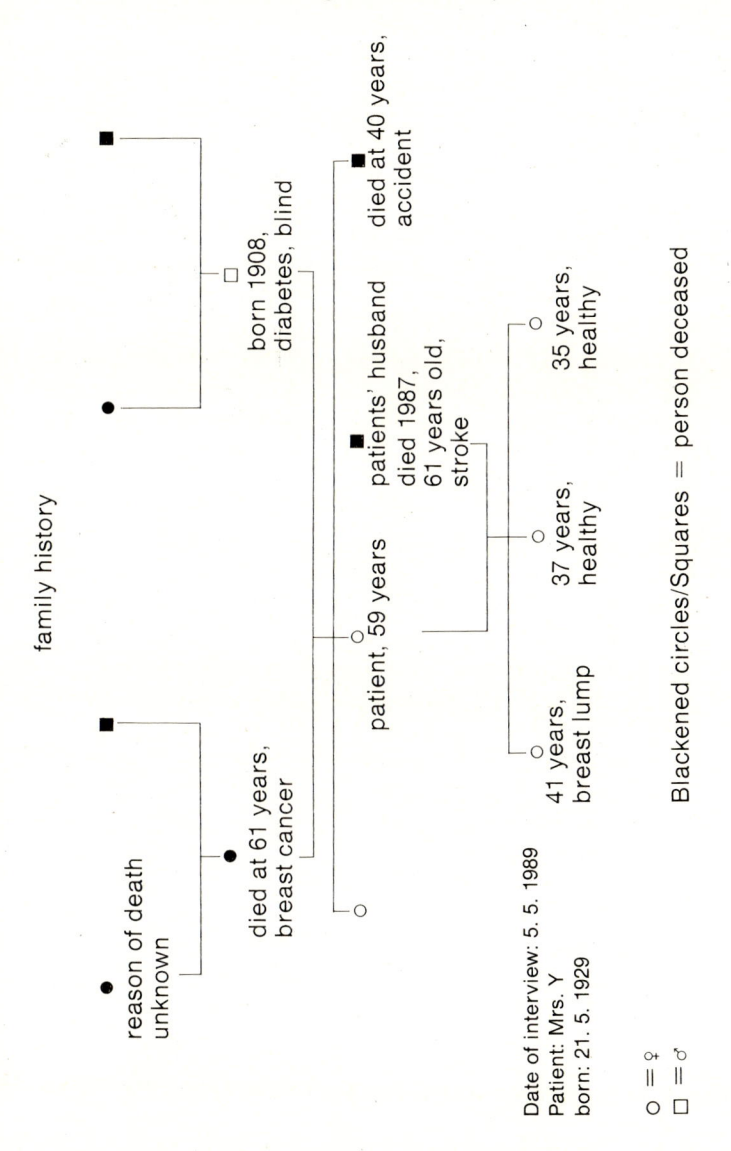

family history

reason of death unknown

died at 61 years, breast cancer

born 1908, diabetes, blind

died at 40 years, accident

patient, 59 years

patients' husband died 1987, 61 years old, stroke

41 years, breast lump

37 years, healthy

35 years, healthy

Date of interview: 5. 5. 1989
Patient: Mrs. Y
born: 21. 5. 1929

○ = ♀
□ = ♂

Blackened circles/Squares = person deceased

Persönliches und soziales Umfeld

Merke: Fragen nach dem Lebensumfeld einer Person können dazu beitragen, Faktoren aufzudecken, die vom Patienten als normal akzeptiert werden, die aber tatsächlich dazu beitragen, ihn krank zu machen. Da die Gesundheitsversorgung über die Akutversorgung hinausgehen sollte, ist solche Information von unschätzbarem Wert, sei es, daß dieses Gespräch den Patienten nur anregt, über seine Lebensumstände nachzudenken, sei es, daß er/sie zur Selbsthilfe greift, um gesündere Verhaltensweisen und Lebensbedingungen zu schaffen.

Es kann auch sein, daß Sie feststellen, daß der Patient eine andere Wohnung oder einen anderen Arbeitsplatz benötigt und hierfür Hilfe in Anspruch nehmen muß. Sie sollten über Hilfsdienste oder Organisationen Bescheid wissen, die solche Unterstützung anbieten.

Der Fragende sollte z.B. sagen: «Nun möchte ich Ihnen ein paar Fragen über Ihr Zuhause, Ihre Arbeit und Ihre Nachbarschaft stellen, so daß ich eine bessere Vorstellung von Ihrem normalen täglichen Leben habe. Dies ist mir eine Hilfe bei der Planung der bestmöglichen Heilbehandlung für Sie.»

1 Können Sie mir etwas darüber erzählen, wo Sie leben?
   – Leben Sie zur Miete oder haben Sie eine eigene Wohnung bzw. ein eigenes Haus?
   – Wie groß ist Ihre Wohnung bzw. Ihr Haus?
   – Müssen Sie, um in Ihre Wohnung zu kommen, Treppen steigen?
   – Müssen Sie innerhalb Ihres Wohnbereichs Treppen gehen?
   – Haben Sie eine Toilette und ein Bad in Ihrer Wohnung?
   – Ist Ihre Wohnung während des gesamten Jahres angenehm temperiert (nicht zu kalt oder zu warm?)

Personal and social background

Note: Asking questions about the person's living environment may help to discover factors that are accepted as normal by the patient which in fact put the patient at risk or are contributing to making the patient ill. Inasmuch as health care should extend beyond acute therapy, such information can be invaluable in talking with the patient and engaging his/her help in creating healthier living patterns and conditions.

In addition, you may identify changes that should be made in the working or living environment which require the assistance of other agencies. You should be aware of these agencies and be able to assist the patient and family in getting in touch with them.

To conduct this part of the interview you should say something like «Now I want to ask you a few questions about your home, work, and neighbourhood, so that I have a better understanding of your normal life. This will assist me in planning to help you in the best way possible.»

1 Can you tell me something about where you live?
   − Do you rent or own an apartment or a house?

   − How big is it?
   − Do you have to climb stairs to reach your apartment (flat)?
   − Do you have to climb stairs in your home?

   − Do you have a toilet and bath in your home?
   − Is your home comfortable during all the seasons (not too cold or too hot)?

2 Haben Sie das Gefühl, daß die Luft in Ihrer Wohnung zu feucht oder zu trocken ist?

3 Leben Sie alleine?
– Wieviele Menschen wohnen mit Ihnen?
– Wie kommen Sie mit Ihren Mitbewohnern zurecht?
– Haben Sie das Gefühl, daß Sie genügend Raum für Ihre Privatsphäre haben?

4 Haben Sie Haustiere in Ihrer Wohnung? Welche?

5 Haben Sie einen Garten, den Sie benützen können?

6 Gibt es irgend etwas in Ihrer Wohnung, das Ihnen Schwierigkeiten bereitet, z.B. runde Türgriffe (die Personen mit Arthritis schlecht öffnen können), oder zu hoch angebrachte Küchenschränke, usw.?

7 Wie ist die Luft in der Gegend, in der Sie wohnen?

8 Ist das Wasser gut zum Trinken? Haben Sie genug Wasser?

9 Gibt es aus Ihrer Nachbarschaft irgendwelche Geräuschbelästigungen?
– Welcher Art Geräusche sind das?
– Zu welchen Zeiten ist das?

10 Fühlen Sie sich in Ihrer Nachbarschaft während des Tages und in der Nacht sicher?

11 Gibt es in Ihrer Wohngegend Erholungs- und Freizeit- bzw. Spielplätze?

12 Gibt es in Ihrer näheren Umgebung Polizei-, Feuerwehr-, Arzt- und Krankentransport?

13 Können Sie das, was Sie täglich brauchen, in Ihrer Nachbarschaft bekommen, z.B. können Sie das, was Sie zum Leben benötigen, in Ihrer näheren Umgebung kaufen?

2 Do you feel the air is too humid or too dry in your home?

3 Do you live alone or with others?
   – How many people live with you?
   – How do you get along with the people you live with?
   – Do you feel that you have enough space for your own privacy?

4 Do you have pet animals at home? Which ones?

5 Do you have any garden space that you can use?

6 Is there anything about your home which gives you difficulty (e.g. round door knobs that are hard for a person with arthritis to open, kitchen cabinets that are too high to reach, etc.)?

7 What is the air like in your neighbourhood?

8 Is the water good to drink? Do you have enough water?

9 Are you bothered by noise or other sounds in your neighbourhood?
   – What kind of noise is it?
   – When are you disturbed?

10 Do you feel safe in your neighbourhood during the day, at night?

11 Are there recreation areas near your home (parks, playgrounds, etc.)?

12 Are there police and fire services nearby? Doctors? Ambulance?

13 Can you get the things you need for your daily life in your neighbourhood?

14 Welche Fahrgelegenheiten bzw. Transportmöglichkeiten haben Sie?

15 An welchen Gruppen nehmen Sie regelmäßig teil, z.B. Nachbarschaftshilfegruppen, Sportverein, Kirche, Frauengruppe, Männergruppe oder andere Gruppen und Organisationen?

16 Haben Sie in Ihrer Nachbarschaft Freunde?

17 Haben Sie eine geregelte Arbeit?

18 Haben Sie genügend Geld, um Ihre täglichen Bedürfnisse zu befriedigen?

19 Welche Art Versicherungen haben Sie abgeschlossen?
   – Welche Kosten übernimmt Ihre Krankenversicherung?

20 Übernehmen irgendwelche Organisationen Dienste für Sie, die Sie für Ihr tägliches Leben brauchen?

21 Haben Sie das Gefühl, daß es Dinge in Ihrem täglichen Leben gibt, die dazu beitragen, daß Sie sich unwohl fühlen?
   – Gibt es irgend etwas in Ihrem täglichen Leben, das Sie gerne ändern möchten?

14 What means of transportation do you have?

15 What groups do you take part in regularly (neighbourhood service group, sports club, church, women's group, men's group, etc.)?

16 Do you have friends in your neighbourhood?

17 Do you have regular work?

18 Do you have enough money to support your normal needs?

19 What kind of insurances do you have?
 – What does your health insurance pay for?

20 Do any agencies help provide the services that you need at home?

21 Do you feel that there are any factors in your daily life that are contributing to making you unwell?

 – Is there anything about your daily life that you would like to change?

Körperliche Untersuchung

Einführung

Die körperliche Untersuchung wird im Anschluß an die Patientenanamnese durchgeführt und wird beeinflußt durch die Informationen, die während des Patientengesprächs gesammelt wurden. Zum Beispiel kann das derzeitige Gesundheitsproblem des Patienten ein sehr starker Kopfschmerz sein und deshalb eine sehr vorsichtige Untersuchung der Augen und der neurologischen Reflexe erfordern. Vielleicht hat der Patient bzw. die Patientin während des Gespräches erwähnt, daß er/sie oft Probleme mit Obstipation und Rückenschmerzen hat. Dies würde Sie veranlassen, die Untersuchung des Abdomens als auch des Rückens besonders gewissenhaft und vorsichtig durchzuführen.

Das Ziel der körperlichen Untersuchung ist festzusetzen, was bei dem jeweiligen Patient normal ist, und eventuelle Abnormitäten herauszufinden, die auf spezifische Gesundheitsprobleme hindeuten. Die körperliche Untersuchung basiert auf einer großen Anzahl von allgemeinen und speziellen Informationen, die Sie während der Ausbildung und durch die Erfahrungen während der Berufsjahre erlernt und gesammelt haben.

Unter körperlicher Untersuchung in diesem Teil des Buches verstehen wir die allgemeine körperliche Untersuchung von nicht akut erkrankten erwachsenen Patienten. Wir haben diesen Teil entwickelt, damit Sie eine Hilfe haben, dem Patienten die einzelnen Untersuchungsschritte erklären und Anweisungen geben zu können, wie er/sie sich verhalten bzw. bewegen, sitzen, stehen, liegen usw. soll. Die Kommentare für den Patienten sind im folgenden links gedruckt.

Die Untersuchungsschritte, die Sie ausführen werden, und die Befunde, die Sie erwarten, sind in den rechts eingerückten

Physical examination

Introduction

The physical examination follows the anamnesis and is informed by information gained through the patient interview. For example, the patient's current health problem may be severe headaches which would call for careful examination of the eyes and neurological responses. The patient may also have mentioned that he/she often has trouble with constipation and back pain in the review of body systems. This would encourage you to give special attention to the abdominal examination and the musculoskeletal system during the examination.

The purpose of the physical examination is to establish what is normal for the specific patient and to discover if abnormalities indicate that a significant problem is present. The physical examination is based on a body of general information that the health professional has gained from study and experience.

The physical examination in this section of the book is intended to be a general physical examination of a non-acute adult patient. It has been created to assist you in giving the patient explanations about the parts of the examination, and in giving instructions for movements the patient should make to help you conduct the examination. Those comments that are to be made directly to the patient are printed further to the left.

The examination steps you should carry out and the findings you might expect are printed in indented paragraphs. Exhaus-

Abschnitten zu finden. Ausführliche Bücher wurden von verschiedenen Autoren verfaßt, in denen beschrieben wird, wie Patienten untersucht werden können. Mit diesem Buch haben wir versucht, eine Reihe von einfachen Fragen zu erstellen, um Sie an Beobachtungen und Untersuchungen zu erinnern, die Sie eventuell durchführen wollen. Diese Abschnitte, in denen Sie eine Sammlung medizinischer Terminologie für die Dokumentation der Befunde finden, sind als Hinweis für Sie als Untersucher/in gedacht und sollen nicht dem Patienten vorgelesen werden.

Die von uns vorgeschlagene Vorgehensweise bei den Untersuchungen soll verhindern, daß der Patient seine Körperlage zu oft verändern muß. Die neurologischen Untersuchungen, Untersuchung der Lymphknoten und des Skelettmuskulatursystems sind so in die verschiedenen Teile der Körperuntersuchungen integriert, daß die Untersuchung vor allem für den Patienten weniger belastend und der Untersuchungsablauf rationeller ist.

Hinweise für die Durchführung der Untersuchung

Untersuchungen, die Sie durchführen, sind für Sie oft Routine. Denken Sie aber bitte daran, daß dies für den Patienten eine neue, ungewohnte Situation darstellt. Das bedeutet, daß fast alle Patienten vor einer körperlichen Untersuchung ängstlich und nervös sind. Sie haben Angst davor, weil sie befürchten, daß die Untersuchung eventuell unangenehm oder gar schmerzhaft sein könnte. Auch vor anderen Personen ausgezogen zu sein und im Intimbereich untersucht zu werden, ist für die meisten peinlich. Die Patienten haben auch Angst, es könnte ein für sie schlimmes Gesundheitsproblem diagnostiziert werden, das weitere Untersuchungen notwendig macht, einen Krankenhausaufenthalt erfordert, den täglichen Lebensrhythmus unterbricht, unangenehme Therapien und vielleicht sogar verkürzte Lebenserwartungen mit sich bringt. Patienten fühlen sich unwohl, weil die Untersuchung in einer

tive books have been written to describe the physical examination procedure for patients. In this book we have tried to create a simple set of questions to remind you of observations and examinations you may wish to conduct. These paragraphs also provide you with a basic set of medical terminology for reporting on your findings. They are intended as a reminder for you, the examiner, and are not to be read to the patient.

The examination we have suggested does not require the patient to change position too many times. The neurological examination, examination of lymph nodes, and the musculoskeletal system exam have been integrated into the examination of the various parts of the body, so that the examination is less taxing for the patient as well as being logical for the examiner.

Hints for conducting the physical examination

Conducting a physical examination is often routine for you. Remember, however, that this is a new and unusual situation for the patient. That means that almost all patients are nervous about the physical examination. They are afraid that the procedures will be painful. It is embarrassing for most patients to be undressed in front of a strange person and to be touched on intimate parts of the body. Patients are also unsure whether a health problem will be found which could lead to further tests, hospitalisation, interruption of daily life, unpleasant therapies, and even shortened life span. Patients are uncomfortable because the examination takes place in an environment that is foreign to them in which everything is strange and threatening. The lack of visual and acoustic privacy in most hospitals presents an additional problem.

Umgebung durchgeführt wird, in der für sie alles fremd und bedrohend wirkt. Der Mangel an visueller und akustischer Privatsphäre, wie er in den meisten Krankenhäusern besteht, ist ein zusätzliches Problem.

Routine haben bedeutet wahrscheinlich, daß Sie sich selbst sicher fühlen und davon ausgehen, daß Sie keine wichtigen Teile der Untersuchung vergessen, und daß Sie sich auf die Befunde der Untersuchung konzentrieren können. Zum Beispiel brauchen Sie sich keine Sorgen um die richtige Anwendung des Stethoskopes oder anderer Untersuchungsinstrumente zu machen. Für den Patienten ist es aber keine Routine. Vergessen Sie bitte während der Untersuchung nicht, auf die Bedürfnisse des Patienten einzugehen. Eine der wichtigsten Herausforderung bei Patientenuntersuchungen ist die Entwicklung von Geschick und Sachkenntnis, ohne dabei die Sensibilität und Offenheit zum Patienten zu verlieren.

Versuchen Sie, den Patienten zu untersuchen, wo keine anderen Patienten zusehen können. Falls Sie den Patienten im Bett in einem Krankenzimmer untersuchen müssen, fragen Sie nach einer Abschirmwand (spanische Wand), oder ziehen Sie die Vorhänge um das Bett herum, falls solche vorhanden sind. Achten Sie darauf, daß während der Untersuchung nur die Personen im Raum sind, die Sie für die Untersuchung unbedingt benötigen. Obwohl die meisten Patienten sich nicht beklagen, wird die Anwesenheit einer größeren Gruppe von Studenten oder anderen Personen vom Patienten als Eingriff in die Privatsphäre empfunden. Nach Möglichkeit sollten Sie wenigstens einen Assistenten bei der Untersuchung dabei haben. Einer der Untersuchenden sollte gleichen Geschlechts sein wie der/die Patient/in.

Bedecken Sie den Patienten mit einem Tuch soweit wie möglich, und lassen Sie immer nur die Körperregion unbedeckt, die Sie gerade untersuchen. Das hat den Vorteil, daß der Patient nicht friert und sich in seiner Privatsphäre geschützt fühlt.

Having a routine probably means that you feel sure of yourself, that you are relatively certain that you will not forget important parts of the examination and that you can concentrate on the findings of the examination. For example, you don't have to worry about the correct use of the stethoscope or other instruments. However, the examination is not routine for the patient. You should not forget to consider the patient's needs during the examination. One of the most important challenges in patient examination is to develop skill and expertise without losing sensitivity and openness to the patient.

Try to examine the patient away from the view of other patients. If you have to examine a patient in the hospital bed, then ask for a screen to put around the bed, or pull the curtains around the bed if they are available. Limit the number of people who accompany you during such an examination. Although most patients will not complain, the presence of a large group of students or other health professionals is experienced as an invasion of privacy. Whenever possible you should have an assistant with you. One of you should be of the same sex as the patient.

Use a sheet to cover the patient during the examination, leaving only the parts of the body being examined exposed. As the examination progresses, change the draping to keep the patient covered. This has the effect of keeping the patient warm and protecting the feeling of privacy.

Sorgen Sie dafür, daß das Zimmer warm ist und kein Durchzug herrscht. Die Zimmertemperatur sollte etwas höher sein als normal, weil der Patient während der Untersuchung nicht vollständig bekleidet ist. Achten Sie auch darauf, daß Sie den Patienten nicht mit kalten Händen bei der Untersuchung anfassen. Mit warmem Wasser können Sie die Hände schnell anwärmen. Auch Instrumente sollten vor dem Benutzen angewärmt werden. Ihre Fingernägel sollten kurz geschnitten sein.

Das Untersuchungszimmer sollte gut beleuchtet sein. Eine bewegliche Beleuchtung ist bei verschiedenen Untersuchungen, wie z.B. bei gynäkologischen Untersuchungen, notwendig.

Obwohl es nicht nötig ist, dem Patienten das Ergebnis jedes einzelnen Teiles der Untersuchung mitzuteilen, ist es hilfreich, ihn zu beruhigen, wenn Sie sagen, daß die Untersuchung gut voran geht. Dem Patienten «danke» zu sagen, wenn er etwas gemacht hat, worum Sie ihn baten, ihn zu bitten aufzustehen, sich umzudrehen, anstatt ihm/ihr Befehle zu geben, zu sagen «Das ist gut so», das trägt dazu bei, dem Patienten das Gefühl von Sicherheit und Geborgenheit zu geben. Seien Sie sich auch Ihres Gesichtsausdrucks, den Sie zeigen, bewußt. Der Patient wird Ihren Gesichtsausdruck und auch Ihre Bewegungen beobachten. Ein Stirnrunzeln oder einen verärgerten Ausdruck wird der Patient bemerken und kann bei ihm Verspannung und Besorgnis verursachen.

Be sure the room is warm and is not drafty. The temperature in the examination room should be warmer than is comfortable for you, since the patient will not be fully dressed. Your hands should be warm as well — hot water helps to warm them quickly. Instruments should be warmed before being used. Your fingernails should be cut short.

The examination room should have good lighting. An adjustable lamp is needed for certain examinations, such as the gynaecological exam.

Although it is not necessary to tell the patient the results of each part of the examination it is helpful to reassure the patient that the exam is going well. Saying «thank you» when a patient does what you have requested, asking the patient to stand up, roll over, rather that giving orders, saying «that's fine» — all contribute to the patient's sense of well-being. The patient will be observing your face and movements as well, so be aware of the expressions that you show on your face. A frown, or angry expression will be noted by the patient and may cause the patient to become tense and worried.

Instrumente, die Sie für die allgemeinen Untersuchungen benötigen werden:

Stethoskop
Thermometer
Blutdruckmeßgerät
Ophthalmoskop
Otoskop
Nasalspekulum
Maßband (cm/inches)
Uhr mit Sekundenzeiger
Taschenlampe
Mundspatel
Watteträger
Reflexhammer
Stimmgabel
Sicherheitsnadel
Wattebausch
Einmalhandschuhe
Gleitmittel
Vaginalspekulum
Objektträger mit Fixierlösung
Kugelschreiber und Notizpapier

Instruments you will need for the general examination:

Stethoscope
Thermometer
Sphygmomanometer (Blood Pressure cuff)
Ophthalmoscope
Otoscope
Nasal speculum
Tape measure (cm/inches)
Watch with a second hand
Flashlight
Tongue depressor
Cotton applicator sticks
Reflex hammer
Tuning fork
Safety pin
Cotton ball
Disposeable gloves
Lubricating gel
Vaginal speculum
Glass slide and fixative
Pen and paper for taking notes

Zusammenfassung der körperlichen Untersuchung

Messen der Vitalzeichen	Patient ist angezogen und sitzt
Skelettmuskulatursystem	Patient steht und geht
Kopf	Patient sitzt auf dem Rand der Untersuchungsliege
Augen und Sehschärfe	Patient sitzt auf dem Rand der Untersuchungsliege
Ohren	Patient sitzt auf dem Rand der Untersuchungsliege
Nase und Nasennebenhöhlen	Patient sitzt auf dem Rand der Untersuchungsliege
Mund, Zähne und Rachen	Patient sitzt auf dem Rand der Untersuchungsliege
Hals	Patient sitzt auf dem Rand der Untersuchungsliege
Hinterer Thorax und Lungen	Patient sitzt auf dem Rand der Untersuchungsliege
Brust	Patient sitzt..., dann liegt er/sie
Vorderer Thorax und Herz	Patient liegt
Abdomen	Patient liegt
Extremitäten	Patient liegt
Männliche Genitalien und Rektum	Patient liegt zuerst und steht anschließend
oder	
Weibliche Genitalien und Rektum	Patientin liegt in der Steinschnittlage
Ende der körperlichen Untersuchung	Patient steht auf, zieht sich an und kommt zum Gespräch zurück.

Summary of physical examination

Measurements of Vital Signs	Patient is dressed and is sitting, then undresses
Musculoskeletal System	Patient is standing, walking
Head	Patient is sitting on edge of table
Eyes and vision	Patient is sitting on edge of table
Ears	Patient is sitting on edge of table
Nose and Sinuses	Patient is sitting on edge of table
Mouth, Teeth and Throat	Patient is sitting on edge of table
Neck	Patient is sitting on edge of table
Posterior Thorax and Lungs	Patient is sitting on edge of table
Breast	Patient is sitting, then lying down
Anterior Thorax and Heart	Patient is lying down
Abdomen	Patient is lying down
Extremities	Patient is lying down
Male Genitalia and Rectum	Male patient is lying down then standing
or	
Female Genitalia and Rectum	Female patient is lying down in lithotomy position
End of the physical exam	Patient dresses and returns to talk over the findings of the exam and the next steps

Durchführung der körperlichen Untersuchung

Messen der Vitalzeichen

Erzählen Sie dem Patienten, was Sie machen wollen. Geben Sie einfache Anweisungen. Haben Sie keine Angst, den Patienten zu berühren, weil dieser Kontakt auch beruhigend auf den Patienten wirken kann. Notieren Sie Namen, Datum und Tageszeit.

Nun möchte ich Ihren Körper untersuchen. Für die Untersuchung an Ihrem gesamten Körper benutze ich hauptsächlich nur meine Hände und das Stethoskop. Wenn ich im Laufe der Untersuchung noch andere Instrumente einsetze, werde ich Ihnen das zuvor sagen. Es ist für mich wichtig, sowohl die Teile Ihres Körpers genau kennenzulernen, die Ihnen Schwierigkeiten bereiten, als auch die, die in Ordnung sind. Falls Sie bei der Untersuchung irgendwo Schmerzen empfinden, sagen Sie mir das sofort, bitte. Am Ende der Untersuchung haben wir dann Gelegenheit, über das Ergebnis zu sprechen. Haben Sie Fragen, bevor wir beginnen?

Ich möchte gerne wissen, wie groß Sie sind. Würden Sie sich bitte hier hinstellen, damit ich Ihre Körpergröße messen kann?

Notieren Sie die Körpergröße.

Jetzt möchte ich Ihr Körpergewicht feststellen. Würden Sie sich bitte auf die Waage stellen (setzen)?

Notieren Sie das Körpergewicht.

Würden Sie bitte das Fieberthermometer unter Ihren Arm stecken (oder unter die Zunge legen/oder rektal einführen), um Ihre Körpertemperatur zu messen?

Notieren Sie die Temperatur.

Conducting the physical examination

Measuring the vital signs

Tell the patient what you intend to do. Give simple directions. Do not be afraid to touch the patient with non-threatening, calm contact. Write down the name of the patient, the date and time.

I would now like to do a physical examination. I will examine all parts of your body mainly using my hands and the stethoscope. I will also use a few other instruments, but I will tell you about them as the examination progresses. It is important for me to see those parts of your body which are healthy as well as those which are giving you trouble. If any part of the examination hurts, please let me know. At the end of the examination we will have time to talk about the findings. Do you have any questions before we start?

I want to find out how tall you are. Will you stand here so I can measure you?

Note the height of the patient.

Now I want to find out how much you weigh. Will you step onto these scales?

Note the weight of the patient.

Would you put this thermometer under your arm so that I can take your temperature (under your tongue, insert the thermometer rectally)?

Note the temperature of the patient.

Geben Sie bitte Ihre Hand, damit ich Ihren Puls zählen kann.

Notieren Sie Pulsfrequenz, Pulsrhythmus und Pulsqualität.

Zählen Sie die Atemzüge pro Minute. Achten Sie auf die Gleichmäßigkeit, Art und Tiefe der Atmung.

Jetzt möchte ich Ihren Blutdruck messen. Würden Sie bitte Ihren Oberarm frei machen, damit ich die Blutdruckmanschette anlegen kann? Sie werden einen Druck um Ihren Oberarm spüren, wenn ich jetzt die Manschette aufpumpe. Mit dem Stethoskop kann ich Ihren Druckpuls hören.

Notieren Sie den Blutdruckwert.

Untersuchung der Skelettmuskulatur

Ziehen Sie sich bitte bis auf Unterhose und Unterhemd aus, damit ich Sie untersuchen kann.

Bitte bleiben Sie stehen, damit ich Ihre Körperhaltung sehen kann. Stellen Sie sich bitte entspannt hin, und lassen Sie Ihre Arme an der Seite hängen.

Ist der Körper symmetrisch?

Ist die Wirbelsäulenkrümmung normal?

Ist der Kopf von vorn und von der Seite in Mittelstellung?

Messen Sie die Bein- und Armlänge. Sind beide Beine bzw. beide Arme gleich lang?

Please give me your hand so I can measure your heart rate (take your pulse).

Note the rate, regularity, and the strength of the radial pulse.

Count the number of respirations in a minute. Note the regularity, the ease and depth of breathing.

Now I want to measure your blood pressure. Will you free your upper arm so I can put this cuff around your arm? Now I will pump this up. It will feel tight for a short time. I will listen to your heart beat with this instrument (stethoscope).

Note the blood pressure.

Examination of the musculoskeletal system

Now would you please undress, leaving only your underpants and undershirt on, so that I can conduct the physical examination.

At first please remain standing so that I can see your body posture. Stand in a relaxed manner and let your arms hang at your sides.

Are the body parts symmetrical?

Does the patient have normal curvature of the spine?

Is the head located approximately midline both anteriorly and laterally?

Measure the patient's legs and arms to determine if both arms and both legs are the same length.

Beugen Sie sich bitte nach vorne.

Können Sie eine Veränderung der Rückgratkrümmung feststellen, die auf eine Skoliose hinweist?

Danke, stellen Sie sich bitte wieder aufrecht hin. Würden Sie bitte durch das Zimmer gehen und wieder zu mir zurückkommen. Und nun gehen Sie bitte auf Ihren Zehenspitzen. Und nun auf Ihren Fersen. Können Sie hüpfen oder einen kleinen Sprung machen?

Schließen Sie nun Ihre Augen und stellen Sie sich auf Ihren rechten Fuß, nun auf den linken Fuß.

Wie ist der Gang des Patienten? Kann der Patient alle oben aufgeführten Aufgaben erfüllen?

Würden Sie sich bitte umdrehen, damit ich Ihren Rücken untersuchen kann?

Tasten Sie die Wirbelsäule nach Knochendeformierungen ab. Klopfen Sie die Wirbelsäule vorsichtig mit der Handkante von der HWS bis zur LWS ab. Sind irgendwo Schmerzen oder ist Druckschmerz festzustellen?

Können Sie eine Kniebeuge machen? Beugen Sie bitte Ihre Knie, gehen Sie in die Hocke und richten Sie sich wieder auf. Sie können sich dabei am Tisch oder Stuhl festhalten, um das Gleichgewicht zu halten.

Ist dabei eine Bewegungseinschränkung im Hüftgelenk festzustellen? Schmerzen?

Setzen Sie sich bitte auf diesen Stuhl und schlagen Sie das eine Bein über das andere und danach wiederholen Sie dies mit dem anderen Bein.

Please bend over from the waist.

Is there any deviation of the thoracic curve indicating scoliosis?

Thank you. Now you can straighten up. Would you walk across the room and walk back to me please. And now please walk on your toes. And now on your heels. Can you hop or make a little jump?

Now close your eyes and stand on your right foot. Now your left.

What is the patient's gait like? Is the patient able to perform all the above tasks?

Can you turn around please so that I can examine your back?

Now palpate the spine for deformities of the bone structure. Gently hit the spine with the ulnar side of your hand from the cervical vertebrae to the lumbar region. Is there any pain or tenderness?

Can you do a knee-bend please? Bend your knees and just sink down and then come up again. You may steady yourself next to the table or chair.

Is there any limitation in motion in the hip joint? Any pain?

Please take a seat in this chair and cross one leg over the other. And then the other leg.

Und nun strecken Sie Ihre Beine aus. Ich werde versuchen, das linke Bein anzuheben, und Sie versuchen, durch Gegendrücken es nach unten zu halten. Nun umgekehrt, Sie versuchen, das Bein nach oben zu heben, während ich dagegen drücke.

Ist die Funktion der Seitenbänder, der Gesäßmuskeln und Abduktoren bei diesen Übungen normal? Ist die Kraft in den Hüftmuskeln ausreichend und seitengleich?

Untersuchung des Kopfes

Die folgenden Untersuchungen nehmen einige Zeit in Anspruch. Sorgen Sie dafür, daß der Patient entsprechend sitzen kann und keine Verkrampfungen und Blutstauungen auftreten können.

Bitte setzen Sie sich bequem und entspannt hin, während ich Ihren Kopf und Hals untersuche.

Ist der Schädel symmetrisch und frei von krankhaften Veränderungen? Ist er frei von Beulen und Schwellungen? Hat der Patient irgendwelche druckschmerzhafte Stellen?

Gibt es irgendwelche Kratzspuren (Hautabschürfungen) an der Kopfhaut? Können Sie Läuse oder deren Eier sehen? Ist die Kopfhaut frei von Schuppen und trockenen Hautflecken?

Gibt es Anzeichen für Haarausfall? Sind die Haare gesund, nicht brüchig oder trocken oder übermäßig fettig?

And now stretch your legs out. I'll try to lift one and you try to keep it down. And now the other way. I'll try to keep your leg down and you try to lift it.

Do these exercises show normal function of the hamstring, gluteal and abductor muscles? Is there adequate strength in the hip muscle?

Examination of the head

The following examinations will be conducted with the patient sitting. Be sure that he/she can sit comfortably for the duration of the examinations.

Please sit down on the examining table in a relaxed manner while I examine your head and neck.

Is the skull symmetrical and free of lesions? Is it free of lumps or swelling? On palpation does the patient experience any tenderness in specific places?

Are there any signs of scratching (excoriation) on the scalp? Do you see any signs of lice or their eggs? Is the scalp free of flaking and dry patches?

Are there any indications of hair loss? Is the hair healthy – not brittle or dry, not overly oily?

Untersuchung der Augen

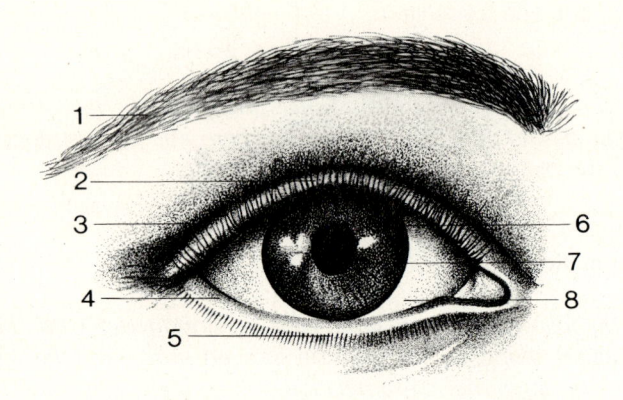

1. Augenbraue
2. oberes Augenlid
3. Wimpern
4. Bindehaut
5. unteres Augenlid
6. Iris
7. Pupille
8. Hornhaut

Wölben sich die Augäpfel (Bulbi) vor, oder liegen Sie tief?

Sind die Augen gleichmäßig weit geöffnet?

Scheint eines der Augenlider herunterzuhängen?

Sind die Lidränder klar und ohne Sekrete?

Sind die Konjunktiven hellrot, oder sind sie bläulich (zyanotisch), feuerrot (Konjunktivitis), blaß (anämisch) oder ikterisch?

Ist das Gewebe um das Auge geschwollen oder aufgedunsen?

Examination of the eyes

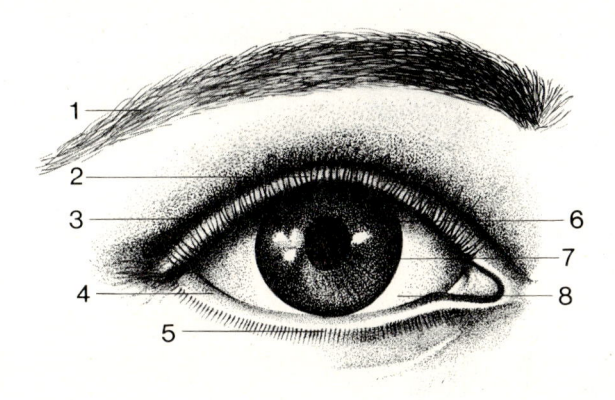

1. eyebrow
2. upper eyelid
3. eyelashes
4. conjunctiva
5. lower eyelid
6. iris
7. pupil
8. cornea

Do the eye globes (bulbi) protrude or are they sunken?

Are the eyes symmetrical in width when the eyes are open?

Do the eyelids seem to droop?

Are the margins of the lids clear of secretions?

Are the conjunctivae pinkish-red in colour — or are they bluish (cyanosis), fiery red (conjunctivitis), pale (anaemia), yellowish (jaundice)?

Is the tissue around the eye swollen or puffy?

Sind die Augen gerötet bzw. blutunterlaufen?

Würden Sie bitte jetzt auf meinen Finger schauen? Bitte folgen Sie ihm mit Ihren Augen. Hier nach links, nach rechts, rauf und runter. Und jetzt verfolgen Sie den Finger, während er sich Ihrem Gesicht nähert.

Gehen beide Augen gleichmäßig den Bewegungen nach? Bewegen sie sich einwärts, wenn Sie mit dem Finger auf den Nasenrücken zugehen?

Jetzt möchte ich Ihre Sehfähigkeit mit und ohne Brille (Kontaktlinsen) testen.

Benutzen Sie eine Sehtafel (z.B. Snellen oder eine andere), um die Sehschärfe zu testen.

Bitte beginnen Sie oben an der Tafel und sagen mir, in welche Richtung die Beine des Tisches oder der Buchstabe «E» zeigt. Sie können sagen: links – rechts – nach oben – nach unten, oder Sie können es mit Ihren Händen zeigen. Lesen Sie jede Linie von links nach rechts.

Zeigen Sie dem Patienten, wo er anfangen und wo er aufhören soll.

Bitte machen Sie jetzte Ihre Augen fest zu. Versuchen Sie, die Augen geschlossen zu halten, während ich versuche sie zu öffnen.

Normalerweise sollten Sie die Augenlider nicht öffnen können. Betasten Sie die Augäpfel durch die geschlossenen Augenlider. Sie sollten nicht druckempfindlich sein.

Ich möchte jetzt mit einem Licht in Ihre Augen schauen. Bitte schauen Sie geradeaus und versuchen Sie, nicht dem Licht zu folgen. Bitte lassen Sie die Augen offen.

Is there any sign of bloodshot eyes (dilation of blood vessels in the bulbar conjunctivae)?

Will you look at my finger now? Please follow it with your eyes. Here to the left, to the right, up and down. And now continue to look at my finger as I move it closer to your face.

Do the eyes move together? Do they move inward as you approach the bridge of the nose?

Now I'd like to check your ability to see (with and without glasses or contact lenses).

Use the Snellen chart or another chart for testing visual acuity.

Please start at the top of the chart and tell me which way the legs of the table or the letter «E» are pointing. You may say left, right, up and down or you may point with your hands. Read each line from the left to the right.

Show the patient where to start and end.

I want you to close your eyes tightly now. Try to keep them closed as I try to open them.

Normally you should not be able to open the lids. Palpate the globes through closed eyes. There should be no tenderness.

I will look into your eyes now with a light. Please just look straight ahead and do not try to follow the light. Please keep your eyes open.

Leuchten Sie mit dem Licht kurz in das eine und dann in das andere Auge. Werden die Pupillen auf Licht kleiner und ohne Licht wieder weiter?

Ich verdunkle jetzt den Raum, damit ich besser in Ihre Augen sehen kann. Ich werde meine Hand auf Ihrer Wange abstützen, damit ich das Licht ruhiger halten kann.

Richten Sie den Lichtstrahl in das Auge mit einem Abstand von ca. 30 cm (12 inches). Es müßte eine rote Netzhautreflexion zu sehen sein. Gehen Sie etwas näher auf den Patienten zu. Ist die Hornhaut durchsichtig oder milchig?

Ist die Linse klar? Können Sie die Netzhaut sehen? Gibt es Anzeichen für irgendwelche Blutungen oder Exsudate an der Netzhaut? Welche Farbe hat die Netzhaut?

Ist die Papille gelb-rosa? Sind die Ränder gleichmäßig und klar abgegrenzt zu sehen?

Ist die Farbe der Macula heller als die übrige Netzhaut?

Wie groß ist der Druchmesser der Blutgefäße? Haben die Arterien eine hellere Farbe? Gibt es irgendwelche Durchblutungsstörungen im Bereich, wo Arterien und Venen kreuzen?

> *Shine the light briefly into one eye, then the other. Do the pupils constrict in response to the light and widen again in the absence of strong light?*

I am going to darken the room so that I can see into your eyes better. I will rest my hand on your cheek so that the light is steady.

> *Focus the light into the eye from a distance of about 30 cm (12 inches). There should be a red retinal reflex. Move closer to the patient. Is the cornea transparent or cloudy (milky)?*

> *Is the lens clear? Can you see the retina? Are there any signs of haemorrhage or exudates on the retina? What colour is the retina?*

> *Is the optic disc yellowish-pink in colour? Are the margins distinct and regular?*

> *Is the macula lighter in colour than the rest of the retina?*

> *What diameter are the blood vessels? Are the arteries lighter in colour? Is there any disturbance in the course of movement when veins and arteries cross?*

Untersuchung der Ohren

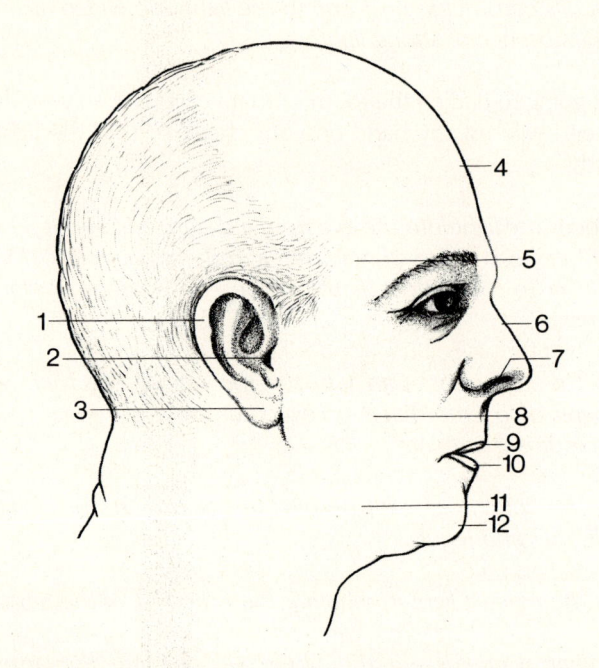

1. Ohrmuschel
2. äußerer Gehörgang
3. Ohrläppchen
4. Stirn
5. Schläfe
6. Nase
7. Nasenloch
8. Wange
9. Oberlippe
10. Unterlippe
11. Unterkiefer
12. Kinn

Jetzt möchte ich Ihre Ohren untersuchen.

Ist das äußere Ohr (die Ohrmuschel) normal geformt, nicht abstehend?

Sind irgendwelche Verfärbungen, Verletzungen, Schwellungen an den Ohrläppchen oder in den Ohrmuscheln zu sehen?

Examination of the ears

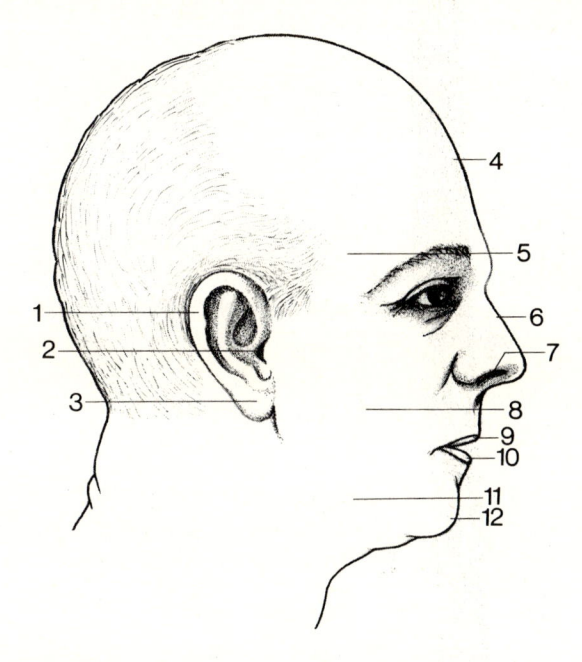

1. outer ear
2. ear canal
3. earlobe
4. forehead
5. temple
6. nose
7. nostril
8. cheek
9. upper lip
10. lower lip
11. jaw
12. chin

Now I want to examine your ears.

Is the outer ear (pinna) in a normal position in relation to the head – not flattened or protruding excessively?

Are there any colour changes, lesions or any lumps or masses in the earlobe or outer rim of the pinna?

Ist die Region hinter dem Ohr frei von Krusten oder Verletzungen? Sind die Ohrläppchen durchbohrt, gibt es Anzeichen von Entzündungen, Rötungen oder Exsudate?

Bitte lehnen Sie Ihren Kopf leicht zur Seite, damit ich in Ihre Ohren schauen kann.

Benutzen Sie das Otoskop und schauen Sie in die Ohren. Ist das Trommelfell transparent, glänzend?

Ist der Lichtreflex erkennbar? Gibt es irgendwelche Anzeichen von Vernarbung oder früherer Perforation oder akuten Veränderungen?

Erkennen Sie einen Ohrenschmalzpfropf (Cerumen), der die Hörqualität beeinflußt?

Jetzt möchte ich Ihre Hörfähigkeit testen. Können Sie mich aus dieser Entfernung (4,5 Meter/15 Fuß) flüstern hören? Können Sie aus dieser Entfernung meine Armbanduhr (meinen Wekker) ticken hören?

Gehen Sie langsam bis auf ca. 30 cm/12 inches auf den Patienten zu.

Nun möchte ich mit dieser Stimmgabel Ihr Gehör testen.

Schlagen Sie die Gabel an, und setzen Sie sie dann in der Mitte des Kopfes auf.

Können Sie den Ton mit beiden Ohren gleich gut hören?

Schlagen Sie die Stimmgabel noch einmal an. Setzen Sie sie auf das Mastoid auf.

Bitte sagen Sie mir, wenn Sie den Ton nicht mehr hören.

Is the area behind the ear free of crusting or lesions? If the earlobes are pierced, is there any sign of inflammation — reddening or exudate?

Please lean your head slightly to the side so that I may look into your ear.

Using the otoscope, look into the ear. Is the eardrum (tympanic membrane) transparent, lustrous?

Is the light reflex visible? Is there any sign of scarring or evidence of former perforation or any acute changes?

Is there a build-up of wax (cerumen) which could interfere with hearing?

Now I want to test your hearing ability. Can you hear me whisper from this distance (4.5 meters or 15 feet)? Can you hear my watch or an alarm clock ticking from here?

Move forward until you are approximately 30 cm or 12 inches from the patient.

Now I want to use this instrument called a tuning fork to test your hearing in another way.

Strike the tuning fork and place it on the centre of the patient's head.

Can you hear the sound equally well in both ears?

Strike the tuning fork again and place it on the mastoid process behind one ear.

Please tell me when you no longer hear the tone.

Führen Sie die Stimmgabel schnell vor das Ohr.

Können Sie den Ton der Gabel noch hören?

Wiederholen Sie dies mit dem anderen Ohr.

Untersuchung der Nase und der Nasennebenhöhlen

Bitte lehnen Sie den Kopf leicht nach hinten, damit ich in Ihre Nase schauen kann.

Benutzen Sie das Otoskop und das Nasenspekulum und finden Sie heraus, ob das Nasenseptum gerade und nicht verletzt (nicht perforiert) ist.

Besteht Nasensekretion? Welche Farbe und welcher Geruch hat das Sekret?

Kann der Patient frei durch beide Nasenlöcher atmen?

Ist die Nasenschleimhaut rosa und feucht? Welche Farbe haben die Nasenmuscheln? Sind sie geschwollen?

Tut es Ihnen weh, wenn ich hier drücke?

Legen Sie Ihre Daumen auf die Stirn über die Stirnhöhlen und drücken Sie nach oben. Drücken Sie nicht auf die Augen.

Legen Sie nun Ihre Daumen auf die Wangen über den Kiefernhöhlen und drücken Sie sie aufwärts.

Bitte schließen Sie die Augen und sagen Sie mir, ob Sie diese Berührungen auf beiden Seiten gleich empfinden. Fühlen Sie auch die leichten Nadelstiche an beiden Wangen gleich?

Streicheln Sie mit einem Wattebausch über die Wangen.

Quickly move the tuning fork near the ear canal.

Can you still hear the sound of the fork?

Repeat for the other ear.

Examination of the nose and sinuses

Please tip your head back slightly so that I can see into your nose.

Using the otoscope and the nasal speculum determine if the nasal septum is straight, free of lesions (not perforated).

Is there nasal discharge? What colour is it? Does it have an odour?

Can the patient breathe through both nostrils?

Are the mucous membranes pink and moist? What colour are the rubinates? Are they swollen?

Do you feel any pain or tenderness when I press here?

Place your thumbs on the forehead above the frontal sinuses. Avoid pressure on the eyes.

Place thumbs on the maxillary bones – direct pressure upward over lower edge of bones.

Please close your eyes and tell me if this feels the same on both cheeks. And do you feel these little pin pricks equally on both cheeks?

Stroke the patient's cheeks with a piece of cotton.

Berühren Sie die Wangen mit der Spitze einer Nadel, um die Schmerzsensibilität zu prüfen.

Untersuchung von Mund, Zähnen und Rachenraum

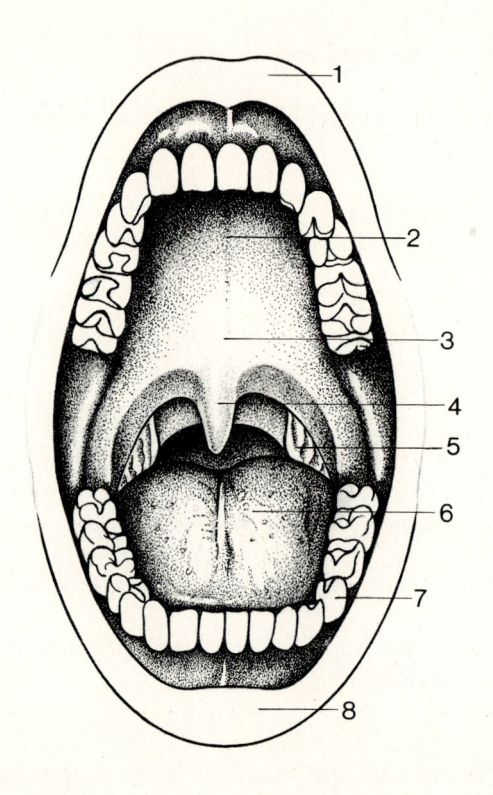

1. Oberlippe
2. harter Gaumen
3. weicher Gaumen
4. Zäpfchen
5. Mandeln
6. Zunge
7. Zähne
8. Unterlippe

Touch the cheeks with a pin – just enough to give a small prick so as to evaluate the sensitivity to pain.

Examination of mouth, teeth and throat

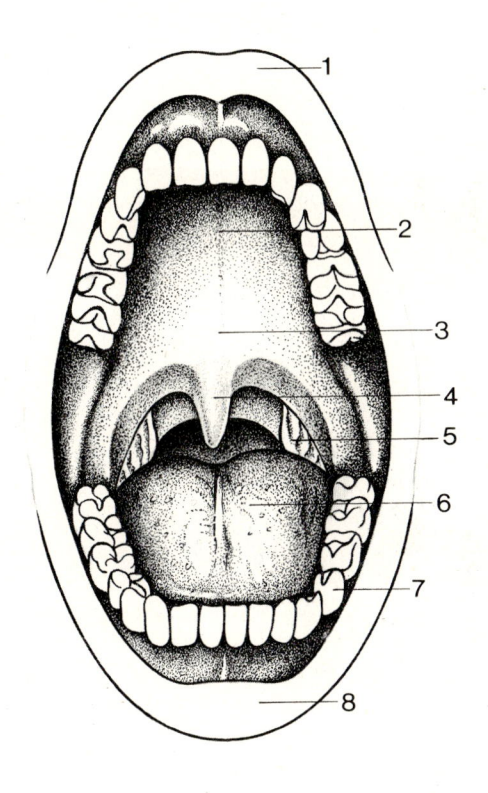

1. upper lip
2. hard palate
3. soft palate
4. uvula
5. tonsils
6. tongue
7. teeth
8. lower lip

Bitte öffnen Sie Ihren Mund.

Sind an den Lippen Risse oder andere Veränderungen (Verletzungen) zu sehen?

Wieviele Zähne hat der Patient (normal 32 bei Erwachsenen)? Wieviel Füllungen hat der Patient?

Beißen Sie bitte Ihre Zähne zusammen.

Passen die Zähne genau aufeinander? Ist ein Überbiß festzustellen (stehen die oberen Zähne zu weit über die unteren vor)?

Hat der Patient noch alle seine eigenen Zähne, oder trägt er einen Zahnersatz? Falls der Patient Zahnersatz hat, wieviele Zähne sind ersetzt? Bitten Sie den Patienten für den folgenden Teil der Untersuchung, die Prothese herauszunehmen.

Ist das Zahnfleisch rosa? Ist das Zahnfleisch geschwollen, oder ist Zahnfleischschwund festzustellen? Sind Ulzerationen und Blutungen zu sehen?

Untersuchen Sie die Mundschleimhaut und den Rachenraum. Gibt es irgendwelche Bißzeichen an der Wangenschleimhaut? Gibt es noch andere Veränderungen oder Zeichen von Entzündungen?

Benutzen Sie einen Handschuh und tasten Sie die Mundhöhle nach Schwellungen und anderen Veränderungen aus.

Würden Sie bitte die Zunge herausstrecken?

Please open your mouth.

Do the lips have any fissures or lesions?

How many teeth does the patient have (usually 32 in the adult)? How many fillings does the patient have?

Please bring your teeth together – close them as you normally do when you are biting.

Do the teeth fit without sliding? Is there too much space in the overbite (upper teeth over lower teeth in front)?

Does the patient have dentures or a bridge? If so, how many teeth were replaced? Ask the patient to remove the dentures for this part of the exam.

Are the gums pink? Are the gums swollen or retracted from the teeth? Are there any ulcers or bleeding?

Examine the buccal mucosa and the pharynx. Are there any signs of biting the inside of the cheek? Are there any other disorders? Any sign of inflammation?

Use a gloved finger to palpate the the oral cavity for masses or lesions.

Would you please stick out your tongue.

Ist die Zunge belegt? Sind irgendwelche Veränderungen oder Schwellungen zu sehen? Gibt es Anzeichen von Blutungen?

Ich möchte gerne die Unterseite Ihrer Zunge sehen. Bitte öffnen Sie den Mund und versuchen Sie, den Gaumen mit der Zungenspitze zu berühren. Jetzt bewegen Sie Ihre Zunge nach rechts und links.

Inspizieren Sie die Zungenunterseite und den Mundboden. Sie können dazu auch die Zunge vorsichtig mit einem offenen Tupfer festhalten.

Sind die Speicheldrüsenausführungsgänge frei (Parotis, Glandula sublingualis und Submaxilaris)?

Bitte sagen Sie «A-a-h».

Ist die Uvula symmetrisch? Sind irgendwelche Veränderungen an der Uvula, z.B. Rötung, Schwellung, Belag zu sehen?

Benutzen Sie einen Zungenspatel und stellen Sie fest, ob der Würgereflex auslösbar ist.

Wie sehen die Tonsillen aus? Sind sie vergrößert, zerklüftet, gerötet, entzündet, belegt? Sind Ulzerationen, Vernarbungen oder Sekretabsonderungen an den Tonsillen zu sehen?

Hat der Patient Mundgeruch, der auf Karies an Zähnen oder Infektionen im Mund-Rachenraum hinweist?

Würden Sie bitte Ihre Wangen aufblasen? Und jetzt spitzen Sie Ihre Lippen, als ob Sie pfeifen wollten, oder als ob Sie etwas sehr Saures gegessen hätten.

Is the tongue coated? Are there lesions or swelling? Are there signs of bleeding?

I want to examine the underside of your tongue now. Please open your mouth and try to touch the roof of your mouth with the tip of your tongue. Now move your tongue from side to side.

Inspect the underside of the tongue for any lesions and the floor of the mouth. You can grasp the tongue gently using a gauze pad.

Are the salivary glands open? (parotid, sublingual, and submaxillary)

Please say «A-a-h».

Is the uvula located symmetrically? Are there any changes to the uvula visible, for example, reddening, swelling, or coating?

Using a tongue depressor, determine whether the gag reflex is present.

What is the appearance of the tonsils? Are they enlarged, pock-marked, reddened, infected, or coated? Are there any ulcers on the tonsils, scarring, or exudates?

Does the patient's breath odour indicate dental caries or another infection in the otopharygeal area?

Would you please puff out your checks? And now purse your lips as though you were going to whistle or had eaten something very sour?

Tasten Sie die Kiefernknochen und stellen Sie fest, ob der Patient druckempfindliche Stellen hat.

Jetzt öffnen Sie bitte nochmals den Mund und zeigen mir, wieviele Finger nebeneinander gelegt vertikal zwischen Ihre Zähne passen.

Der Patient sollte drei Finger dazwischen legen können.

Legen Sie einen Mundspatel zwischen die Backenzähne des Patienten und fordern Sie ihn auf, seine Zähne fest zusammenzubeißen.

Bitte beißen Sie Ihre Zähne zusammen, während ich versuche, den Mundspatel herauszuziehen.

Wiederholen Sie dies auf der anderen Seite, und vergleichen Sie die Kraft auf beiden Seiten.

Untersuchung des Nackens

Würden Sie bitte Ihren Kopf nach vorne beugen, bis Sie mit dem Kinn ihren Brustkorb berühren. Und jetzt lehnen Sie Ihren Kopf zurück, jetzt nach links, nach rechts. Jetzt versuchen Sie bitte ohne Anstrengung, über Ihre linke Schulter zu sehen, jetzt über die andere Schulter.

Kann der Patient seinen Kopf in alle Richtungen bewegen?

Würden Sie bitte leerschlucken?

Die Schilddrüse sollte normalerweise nicht sichtbar sein, außer der Patient ist sehr mager. Ist die Schilddrüse vergrößert?

Palpate the mandibular joint. Is it free of tenderness for the patient?

Now open your mouth and show me how many fingers fit sideways between your teeth.

The patient should be able to fit three fingers between the teeth.

Place a tongue depressor in the patient's mouth between the teeth on one side.

Please bite down on this as I try to pull it out.

Do the same on the other side and compare the muscle strength.

Examination of the neck

Would you please bend your head forward to touch your chin on your chest? And now lean your head back, now to the left, to the right. Without straining please turn your head so that you can look over your left shoulder. Now the other shoulder.

Does the patient have full range of motion?

Would you swallow please?

Unless the person is extremely thin you should not see the thyroid gland. Is it enlarged?

Versuchen Sie bitte meine Hand wegzudrücken, während ich sie seitlich an Ihr Kinn halte, zuerst nach links und dann nach rechts. Jetzt lege ich meine Hände auf Ihre Schultern. Versuchen Sie, Ihre Schultern gegen den Druck meiner Hände zu heben.

Hat der Patient auf beiden Seiten gleich viel Muskelkraft in Nacken- und Schultermuskulatur?

Sind die Jugularvenen sichtbar?

(Diese Inspektion wird bei der Herzuntersuchung im Liegen wiederholt.)

Jetzt werde ich Ihren Hals abtasten.

Stellen Sie sich hinter den Patienten und tasten Sie die Lymphknoten am Hals und unter dem Kinn. Wenn der Patient nicht extrem mager ist, sollten die Lymphknoten nicht tastbar sein.

Stellen Sie sich jetzt vor den Patienten und fahren Sie mit dem Mittelfinger über die Clavicula (Schlüsselbein) bis zur Linea sternalis (Jugulargrube). Ist die Trachea in der Mitte? Wenn Sie mit dem Finger in die Jugulargrube tasten, ist da eine leichte nach unten ziehende vom Herzschlag abhängige Pulsation zu spüren, die eventuell ein Aortenaneurysma vermuten läßt?

Tasten Sie vorsichtig die Arteria Carotis und achten Sie darauf, nicht den Carotissinus zu massieren. Ist die Pulsation seitengleich? Wie stark ist die Pulsation?

Tasten Sie nach den supra- und infraclaviculären Lymphknoten. Normalerweise sollten sie nicht tastbar sein.

As I put my hand on your chin, try to push my hand away. First to the left and then to the right. Now I will place my hands on your shoulders. Try to lift your shoulders against my hands.

Does the patient have symmetrical strength in the neck and the shoulders?

Are the jugular veins visible when the patient is sitting?

(This observation will be repeated when the patient is lying during the examination of the heart.)

Now I am going to examine your neck.

Stand behind the patient to palpate the lymph nodes in the neck and under the chin. Unless the patient is extremely thin, the lymph nodes should not be palpable.

Stand in front of the patient and let your mid-fingers slide off the clavicle into the sternal notch. Is the trachea midline? Is there a downward tug that corresponds to the heart beat or cardiac pulsation which might suggest an aneurysm of the aorta?

Palpate the carotid arteries, being careful not to palpate the carotid sinuses. Are the pulsations symmetrical? How strong are the pulsations?

Palpate for the supra and infraclavicular lymph nodes. Normally they should not be palpable.

Untersuchung von Thorax und Lungen

Ich möchte jetzt Ihren Brustkorb und die Lungen untersuchen.

Betrachten Sie den Thorax des Patienten. Ist die Brust des Patienten im Seitenvergleich symmetrisch? Ragt der Brustkorb (Sternum) auffällig nach vorne (z.B. Kielbrust), oder ist eine Einziehung zu erkennen (z.B. Trichterbrust)?

Beträgt die Weite des Rippenwinkels weniger als 90°? Bewegt sich der Thorax leicht beim Atmen? Sind Vorwölbungen oder Einziehungen im Interkostalraum zu erkennen? Wie ist die Thoraxform insgesamt zu beurteilen (z.B. Emphysemthorax)?

Posteriorer Brustkorb (Rücken und Brustwirbelsäule)

Palpieren Sie den Rücken, um druckschmerzhafte Stellen, Gewebsveränderungen oder Entzündungen feststellen zu können. Palpieren Sie die Rippen und Rippenansätze und prüfen Sie die Symmetrie, Beweglichkeit und Wirbelstellung.

Legen Sie Ihre Hände von hinten auf den Rücken, die Daumen auf Höhe des 10. Wirbelkörpers.

Bitte atmen Sie tief ein.

Beobachten Sie die Bewegung Ihrer Daumen und die Symmetrie Ihrer Hände.

Legen Sie erneut beide Hände von hinten flach auf den Rücken, in Höhe der Lungen (Prüfung des Stimmfremitus).

Bitte sagen Sie mit tiefer Stimme die Zahl 99.

Examination of the thorax and lungs

Now I would like to examine your lungs and chest.

Inspect the patient's chest. Is the patient's chest symmetrical from side to side? Does the rib cage protrude abnormally (pigeon breast) or is it concave (funnel breast)?

Is the costal angle less than 90°? Does the thorax move easily when the person breathes? Are there any bulges or retractions in the intercostal spaces? What is the appearance of the thorax in general (e.g. any indication of emphysema)?

Posterior thorax

Palpate the posterior chest to identify any areas of tenderness, any masses or inflammation. Palpate the ribs and costal margins for symmetry, mobility and vertebral position.

Place your hands on the patients sides with thumbs held at the level of the 10th vertebrae.

Please breathe in deeply.

Observe the movement of the thumbs and the symmetry of the hands.

Place your hands on the patients back at the level of the lungs in order to test the voice fremitus.

Please say the number «99» in a firm voice. Now again.

Vergleichen Sie den Grad des Fremitus, indem Sie beide Seiten miteinander vergleichen und dieselbe Untersuchung an anderen Stellen der Lunge wiederholen. Normalerweise ist der Fremitus über allen Lungenabschnitten gleich. Achten Sie auf Stellen mit verstärktem oder abgeschwächtem Fremitus.

Um Ihre Lungen weiter zu untersuchen, werde ich den Rücken jetzt abklopfen. Bleiben Sie bitte so sitzen.

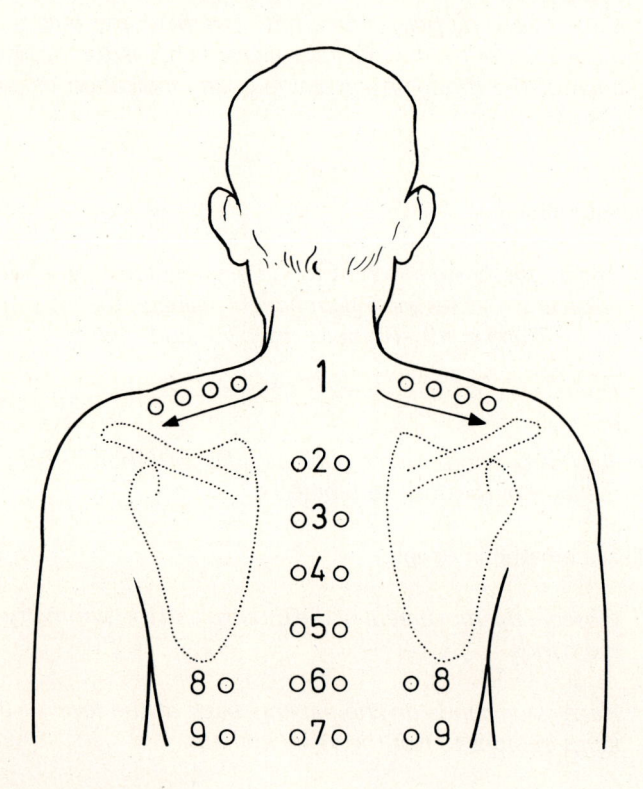

Perkussionspunkte

Compare the degree of fremitus by placing your hands over several parts of the lung. Usually fremitus is equalised throughout. Note any areas of increased or decreased fremitus.

I am going to tap your back in order to further examine your chest. Please remain seated as you are.

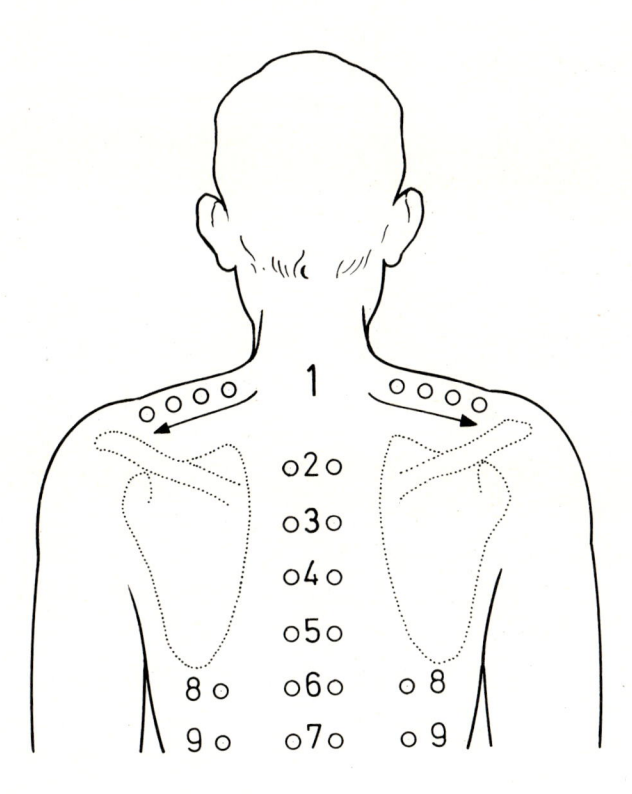

Percussion points

Die Perkussion sollte in Höhe der Schultern zwischen den Schulterblättern beginnen und dann nach kaudal beidseits der Wirbelsäule entlang fortgesetzt werden. Beide Seiten sollten miteinander verglichen werden. Jeder abnorme Perkussionsbefund sollte notiert werden.

Bestimmen Sie die untere Lungengrenze (Zwerchfell) durch Perkussion. Wiederholen Sie den Vorgang bei maximaler Inspiration.

Nun möchte ich Ihre Lungen abhören. Bitte atmen Sie mit offenem Mund tief ein und aus. Sie können langsam atmen und falls es Ihnen schwindlig wird, atmen Sie wieder normal weiter.

Setzen Sie Ihr Stethoskop auf die gleichen Stellen, die Sie vorher perkutiert haben und hören Sie an jeder Stelle auf die komplette In- und Expiration.

Normalerweise hören Sie ein vesikuläres Atemgeräusch über beiden Lungen. Über Trachea und Hauptbronchien kann ein bronchiales Atemgeräusch zu hören sein. Bei adipösen Patienten kann die Auskultation erschwert sein (leises Atemgeräusch). Jedes abnorme Atemgeräusch sollte festgehalten und so genau wie möglich lokalisiert werden.

Untersuchung der Brust

Frauen

Ich werde jetzt Ihren Brustkorb einschließlich Ihrer Brüste untersuchen. Bitte sagen Sie mir, wenn etwas weh tut. Bitte setzen Sie sich normal hin, und lassen Sie Ihre Arme an der Seite Ihres Körpers hängen.

Inspizieren Sie Brustwarzenhof und Brustwarze. Ist die Pigmentation gleichmäßig?

Percussion should begin with the shoulders and then proceed down both sides of the spinal column beginning between the scapulae. Sides should be compared. Note any abnormal percussion.

Percuss to determine the level of the diaphragm both after maximal inspiration and expiration.

Now I want to listen to your lungs. Please breathe in with an open mouth. You may take your time and stop in between if you feel a bit dizzy.

Place your stethoscope over the same areas which you percussed and listen to the full inspiration and expiration in each area.

It should be possible to hear vesicular sounds over most of the lungs. Bronchial or tubular sounds may be heard over the trachea and the main stem bronchi. These sounds may be difficult to hear in an obese person. Any abnormalities should be noted and localised as nearly as possible.

Examination of the breasts

Female

I am going to examine your breasts and chest now. Please sit normally and let your arms rest at the sides of your body. If anything is painful for you let me know.

Inspect the areolae and the nipples. Is pigmentation uniform?

Stehen die Brustwarzen leicht hervor, oder sind sie eingezogen? Falls sie eingezogen sind, fragen Sie, wie lange das schon so ist. (Falls das schon seit der Pubertät ist, kann das normal sein.)

Gibt es Anzeichen für irgendwelchen Ausfluß, Schorfbildung, Läsionen oder Gewebsveränderungen? Sind Entzündungszeichen vorhanden?

Sind die Brüste relativ gleichmäßig hoch? Vergleichen Sie die Brüste in Größe, Form und Farbe. Sind irgendwelche Hautveränderungen, z.B. kleine Grübchen (Orangenhaut) oder Einziehungen der Haut vorhanden?

Würden Sie bitte Ihre Arme über Ihren Kopf nehmen und die Hände hinter den Kopf legen?

Wiederholen Sie die o.g. Inspektion.

Würden Sie bitte jetzt Ihre Hände in die Hüfte stützen?

Wiederholen Sie Ihre Inspektion. Dann nehmen Sie einen Arm des Patienten in Ihre Hand, damit Sie mit den Fingern der anderen Hand die Lymphknoten unter dem Arm untersuchen können. Tasten Sie die vordere und hintere Achselhöhle. Dann drücken Sie gegen den Oberarmknochen und untersuchen die seitliche Achselhöhle. Führen Sie abschließend Ihre Finger in der mittleren Axillarlinie der Brustwand entlang nach unten. Normalerweise können Lymphknoten in den Achselhöhlen nicht getastet werden.

Wiederholen Sie das auf der anderen Seite.

Legen Sie sich bitte auf die Liege (den Untersuchungstisch).

Are the nipples protruding slightly or are they inverted? If they are inverted, ask how long this has been true. (If present since puberty, it may be normal.)

Are there any signs of discharge, crusting or any lesions or masses? Are there any signs of inflammation?

Are the breasts relatively level in placement? Compare the breasts for size, shape, and colour. Are there any skin abnormalities present – dimpling or retraction?

Will you raise your arms now above your head, placing your hands behind your head?

Repeat the above observations.

Will you put your hands on your hips?

Repeat your observations. Then take one arm of the patient in your hand so that the fingers of the other hand can be used to examine the axillary lymph nodes. Palpate the anterior and posterior axillary fossae. Then press against the humerus bone to examine the lateral fossa. Conclude by moving the fingers downward in the midline of the chest wall. Axillary nodes are not usually palpable.

Repeat for the other side.

Now please lie back on the examining table.

Nehmen Sie sich Zeit, und sorgen Sie dafür, daß die Patientin mit einer Decke oder einem Tuch soweit wie möglich zugedeckt wird, damit Sie sich gut bedeckt fühlt.

Nehmen Sie den rechten Arm (kann auch zuerst der linke Arm sein) hinter Ihren Kopf. Ich werde jetzt vorsichtig Ihre Brust abtasten.

Vergewissern Sie sich, daß Ihre Hände warm und trocken sind. Benutzen Sie die Handflächenseite Ihrer Finger und tasten Sie die gesamte Brust Quadrant für Quadrant einschließlich des Gewebes bis zu der Achselhöhle ab.

Wie ist die Verschiebbarkeit der Brust über der Thoraxwand? Wie ist die Verschiebbarkeit der Haut über dem Brustgewebe? Gibt es Unterschiede?

Gibt es irgendwelche Gewebsveränderungen oder Knoten? Wie fühlt sich das Brustgewebe an: knotig, ödematös, weich oder mit Bindegewebssträngen durchzogen?

Welche Temperatur haben die Brüste? Gibt es Stellen, die wärmer sind als die anderen? Drücken Sie vorsichtig die Mammillen. Wird Ausfluß sichtbar?

Wiederholen Sie die Untersuchung auf der anderen Seite, und vergleichen Sie Ihre Befunde.

Dies ist eine gute Gelegenheit, der Patientin die Selbstuntersuchung der Brust beizubringen. Zeigen Sie ihr, wie sie Quadrant für Quadrant vorzugehen hat und die Brust im Spiegel mit herunterhängenden und erhobenen Armen betrachten kann.

Danke. Jetzt dürfen Sie beide Arme neben Ihren Körper legen. Ich werde Ihr Herz abhören.

Take time to arrange the sheet or drape on the patient so that she feels sufficiently covered.

Please put one arm behind your head. I am going to touch your breast gently to feel the whole tissue.

Be sure that your hands are warm and dry. Using the palmar sides of the fingers palpate the whole breast quadrant by quadrant, including the breast tissue that extends toward the armpit.

Is the breast freely movable? How does the skin move over the underlying breast tissue? Are there any differences?

Are there any masses or lumps? What is the breast tissue like – nodular, oedematous, soft, stringy?

What temperature are the breasts? Are there any places that are warmer than others? Gently squeeze the nipple. Is there any discharge?

Repeat the examination of the other breast and compare findings.

This offers a good opportunity to teach the patient the way to examine her breasts herself. Teach her how to proceed quadrant by quadrant and to inspect the breasts in a mirror with her arm at her sides and also with her arms raised.

Thank you. Now you may place both arms beside you. I would like to listen to your heart next.

Männer

Jetzt möchte ich Ihre Brustgegend untersuchen. Falls es Ihnen weh tut, sagen Sie es mir bitte.

Kontrollieren Sie die Mammillen und den Brustwarzenhof auf Schwellungen, Knötchen, Ulzerationen und Ausflüsse. Tasten Sie den Brustwarzenhof ab. Normalerweise sollten keine empfindliche Stellen, kein Ausfluß oder Knötchen sein.

Geben Sie mir jetzt bitte Ihre Hand.

Untersuchen Sie die Achselhöhle auf Lymphknoten wie bei der Frau beschrieben.

Bitte legen Sie sich jetzt hin, damit ich Ihr Herz abhören kann.

Male

Now I want to examine your breast area. Please remain seated with your hands at your sides. If you experience any discomfort please tell me.

> *Observe the nipples and areolae for swelling, nodules, ulcers or discharge. Palpate the areola – there should be no tenderness, nodules or discharge.*

Now please give me your hand.

> *Examine the axillary lymph nodes (see Female above).*

Now would you please lie down on the table, on your back. I would like to listen to your heart next.

Untersuchung vorderer Brustkorb und Herz

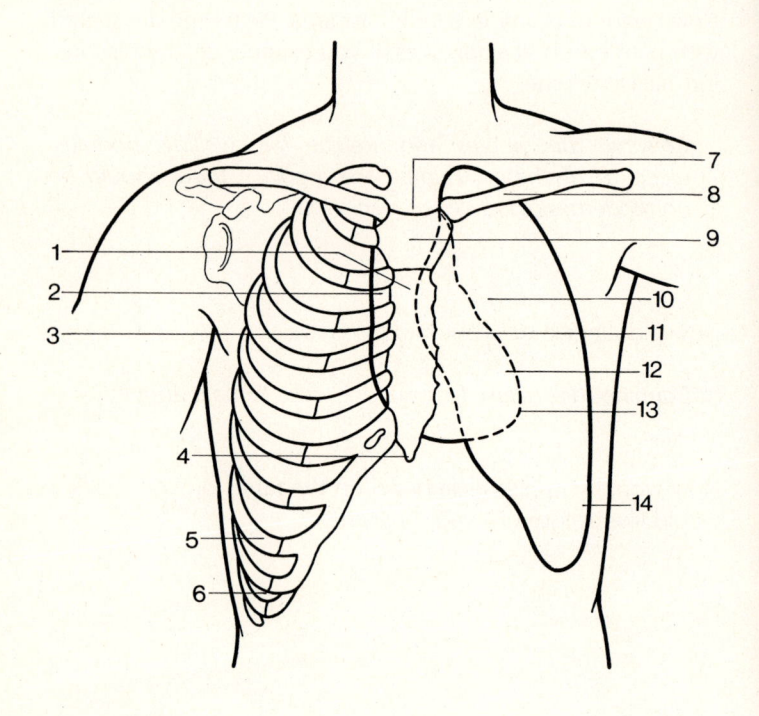

1. Brustbein
2. Aortenregion
3. Interkostalmuskel
4. Schwertfortsatz
5. Rippen
6. Zwischenrippenraum
7. Fossa jugularis
8. Schlüsselbein
9. Manubrium des Brustbeins
10. Pulmonalisregion
11. Erb-Punkt
12. Herzgrenze
13. Mitralklappenregion
14. Lungengrenze

Beobachten Sie erneut den Brustkorb und registrieren Sie, wie der Patient atmet, sowie alle abnormen Atembewegungen.

Examination of the anterior thorax and heart

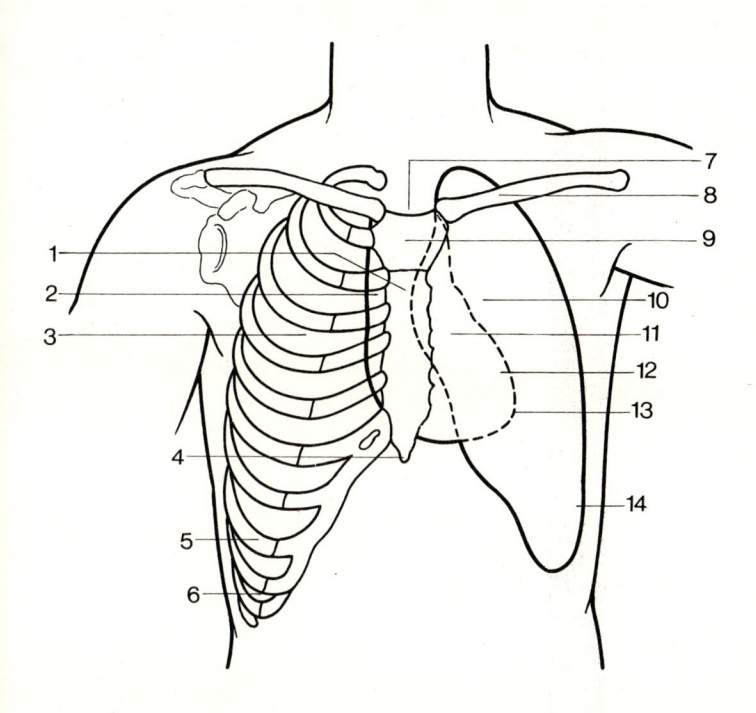

1. sternum
2. aortic area
3. intercostal muscle
4. xiphoid
5. ribs
6. intercostal space
7. suprasternal notch
8. clavicle
9. manubrium of the sternum
10. pulmonic region
11. Erb's point
12. Outline of the heart
13. mitral area
14. outline of lung

Observe the chest again, noting how the patient breathes and whether or not there are any abnormalities.

Bestimmen Sie die Exkursionen des Zwerchfells, indem Sie beide Hände an den Rippenbogen legen. Beobachten Sie die Brustkorbsymmetrie und den Grad der Ausdehnung bei tiefer Inspiration.

Bitte atmen Sie tief ein und aus.

Palpieren Sie den Fremitus mit beiden Handflächen. Bedenken Sie, daß tiefer gelegene Strukturen wie Leber und Herz den Fremitus abschwächen können.

Perkutieren Sie die vordere und laterale Brustwand. Halten Sie die weibliche Brust zur Seite, damit die Perkussion nicht durch den Brustkörper gedämpft wird. Die Perkussion über dem Herzen klingt dumpfer. Die Lungen-Lebergrenze läßt sich ebenfalls, durch eine Dämpfung über der Leber, bestimmen.

Bei der Auskultation der vorderen und lateralen Brustwand sollten Sie auf eine Gleichmäßigkeit und auf die Anwesenheit von abnormen Geräuschen achten.

Jetzt möchte ich Ihr Herz untersuchen.

Sehen Sie sich die praecordiale Thoraxwand an. Erkennen Sie Vorwölbungen, Hebungen oder rhythmische Stöße?

Können Sie den Herzspitzenstoß (ungefähr im 5. oder 6. Interkostalraum links, 1 cm medial der Medioclavicularlinie) finden?
Tasten Sie mit den Fingerspitzen oder den Handballen über dem Herzen nach Vibrationen oder Schwirren (z.B. strömungsbedingte Turbulenzen an den Klappen). Gehen Sie methodisch vor, damit kein Bereich vergessen wird: Aorten – Pulmonal – Tricuspidal und Mitralklappe (im Bereich der Herzspitze).

Determine the excursion of the diaphragm by placing your hands on the costal margins and noting the symmetry and degree of expansion as the person inhales deeply.

Please breathe in deeply. Breathe out.

Palpate for fremitus with the balls of the hands noting that the underlying structures of heart and liver, for example, may decrease the fremitus.

Percuss the anterior and lateral chest. Displace the female breast so that the vibration is not damped. Percussion over the heart will produce a dull note. The upper border of the liver will be percussed, producing a dull note.

Auscultate the chest anteriorly and laterally listening for evenness of resonance and the presence of any abnormal sounds.

Now I want to check your heart.

Look at the precordium. Is there any bulging, heaving or thrusting?

Can you find the apical impulse (approximately in the 5th or 6th intercostal space, just medial to the mid-clavicular line)?
Place the pads of your fingers or the ball of your hand on the skin over the heart to detect any vibrations or thrills (turbulence of blood moving through the valves). Proceed methodically so that no area is forgotten – aortic, pulmonic, tricuspid and mitral (the apex of the heart).

Wo ist der Spitzenstoß und der Punkt des maximalen Ausschlags?

Versuchen Sie perkutorisch die Herzgrenzen festzustellen (absolute und relative Herzdämpfung). Wie weit ist die linke Herzgrenze von der Mittellinie entfernt?

Auskultieren Sie die Pulmonalis- und die Aortenregion. Grenzen Sie 1. und 2. Herzton voneinander ab. Wie hoch ist die Herzfrequenz? Ist die Herzaktion regelmäßig? Falls eine Arhythmie besteht, welcher Art ist sie, gleichmäßig sporadisch oder komplett arythmisch?

Hören Sie auf alle vier Klappengebiete sowie den Erb-Punkt, zuerst mit der Membran des Stethoskops die hochfrequenten Töne, dann mit dem Schalltrichter die niederfrequenten Töne.

Achten Sie auf gespaltene Herztöne.

Sehen Sie sich die seitlichen Halsregionen genau an. Erkennen Sie eine obere Einflußstauung? Erkennen Sie Jugularispulsationen? Sind die Pulsationen tastbar (normalerweise nicht)? Ändert sich die Venenfüllung oder Pulsation, wenn der Patient aus dem Liegen aufsteht? Ändern sich die Pulsationen beim Atmen? Verschwinden die Pulsationen, wenn die Venen oberhalb des Sternums komprimiert werden?

Untersuchung des Bauches

Als nächstes möchte ich Ihren Bauch untersuchen. Lassen Sie sich helfen aufzustehen, damit Sie zur Toilette gehen können, um Ihre Blase zu entleeren.

Where is the apical beat and its point of maximal force (PMI)?

Percuss to establish the border of the heart or area of cardiac dullness. How far to the left of the midsternal line is the left border of the heart?

Auscultate the pulmonic or aortic area. Identify the first and second heart sounds. Count the heart rate and note the rhythm. Is it regular? If not, is there any pattern to the irregularity?

Listen to each of the four areas of the heart as well as Erb's point, first with the diaphragm side of the stethoscope (to hear the higher pitched sounds) and then with the bell side (to hear the lower pitched sounds).

Note any splitting of the heart sounds.

Inspect the side of the neck. Do you see any indication of circulatory congestion? Are jugular vein pulsations visible? Can you palpate the jugular vein pulsations (usually not palpable)? Does the circulation in the jugular veins change when the patient returns to a sitting position? Do the pulsations change when the patient breathes in and out? Do the pulsations disappear when you press on the vein just above the sternal end of the clavicle?

Examination of the abdomen

Next I will examine your abdomen. Let me help you sit up so that you can go to the toilet and empty your bladder.

Erlauben Sie dem Patienten, einige Zeit zu sitzen, damit es ihm nach längerem Liegen nicht schwindlig wird. Wenn Sie noch keine Urinprobe haben, können Sie den Patienten nun bitten, eine Probe abzugeben. Wenn nötig, begleiten Sie ihn zur Toilette.

Kommen Sie und legen Sie sich wieder hin. Ich werde Ihre Füße und Beine wieder zudecken, aber lassen Sie Ihren Bauch frei.

Legen Sie ein Kissen unter die Knie des Patienten, so daß die Bauchmuskulatur noch besser entspannt ist. Achten Sie darauf, daß Ihre Hände und Ihr Stethoskop warm sind (warmes Wasser).

Inspizieren Sie das Abdomen. Ist es flach, eingesunken oder vorgewölbt? Sind irgendwelche asymmetrischen Vorwölbungen zu sehen? Sind Spontanbewegungen sichtbar? Aortenpulsationen, Peristaltik? Sind Narben vorhanden (Fragen Sie den Patienten nach deren Ursache), Ausschlag, oder Überdehnungszeichen (Striae)? Sind am Nabel Entzündungen oder Hernien?

Auskultieren Sie zuerst die Darmgeräusche, bevor Sie das Abdomen palpieren, um die normalen Darmgeräusche des Patienten zu hören. Wie ist der Klangcharakter und die Dauer des Darmgeräusches? Sind irgendwelche lauten Geräusche oder Reibegeräusche zu hören?

Sind Stenosegeräusche über der Aorta oder über den Nierenarterienabgängen zu hören? Normalerweise sind solche Geräusche nicht zu hören.

Perkutieren Sie das Abdomen, Quadrant für Quadrant, achten Sie dabei auf tympanischen und gedämpften Klopfschall. Wo ist die Lebergrenze? Wo ist die Magenblase? Können Sie die Milz perkutieren (hinter der mittleren Axillarlinie neben der 10. Rippe)?

Allow the patient a moment to sit so as not to be dizzy after lying down for a time. If you have not already collected a urine specimen, you may ask the patient to collect urine at this time. If needed, accompany the patient to the toilet.

Now come lie down again. We will cover your feet and legs again but leave your abdomen exposed.

Place a pillow under the patient's knees so that the abdominal muscles are more relaxed. Be sure that your hands as well as your stethoscope are warm (warm water).

Inspect the abdomen. Is it flat, concave, or protruding? Are there any bulges? What movements can you observe — aortic pulsations, peristalsis? Are there any scars (if so, ask the patient about their origin), rashes, or stretch marks (striae)? Is the umbilicus free of irritation or hernia?

Listen to the person's abdomen before palpating so as to hear the patient's normal bowel sounds. What is the pitch and duration of the bowel sounds? Are there any bruits or rubs?

Listen to the aorta and the renal arteries. Are there any sounds which would indicate a stenosis?

Percuss the abdomen, quadrant by quadrant, noting tympany and dullness. Where is the border of the liver? Where is the gastric air bubble? Can you percuss the spleen? (just posterior to the midaxillary line near the left 10th rib.)

Setzen Sie Ihr Stethoskopf auf eine Stelle sicherer Leberdämpfung in der Mammillarlinie, und kratzen Sie mit Ihrem Finger von unten nach oben in Richtung Leber. An der Grenze hören Sie eine Veränderung des Geräusches.

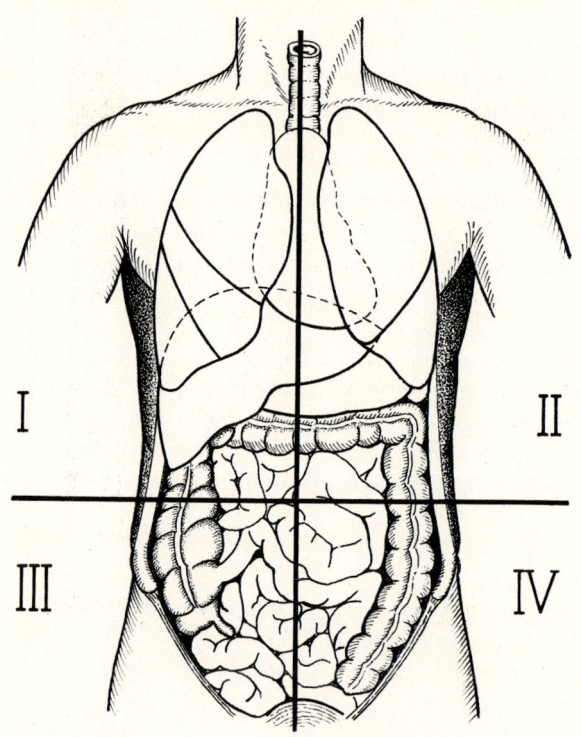

I Rechter Oberer Bauchquadrant
   Leber
   Gallenblase

II Linker Oberer Bauchquadrant
   Milz
   Magen
   querlaufender Dickdarm

III Rechter Unterer Bauchquadrant
   aufsteigender Dickdarm
   Harnblase

IV Linker Unterer Bauchquadrant
   Dünndarm
   absteigender Dickdarm

Place your stethoscope over the liver in line with the breast areola. Run your fingernail over the skin from underneath the liver area upwards – a change in sound indicates the lower liver border.

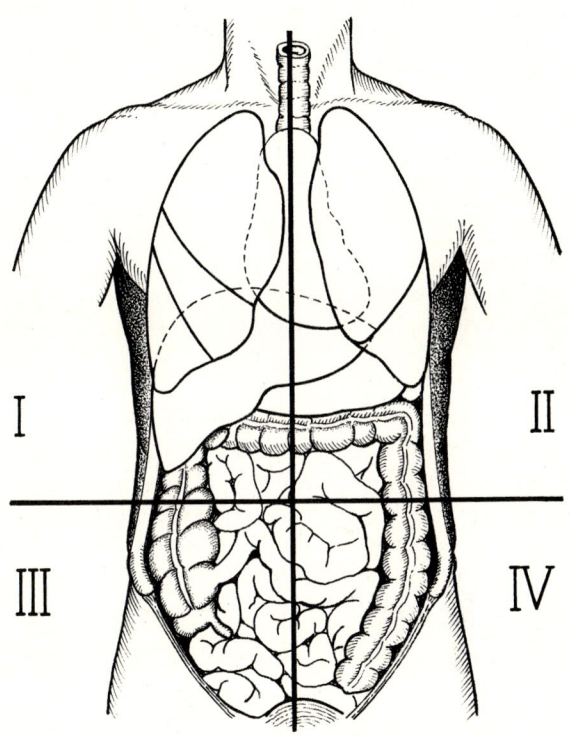

I Right Upper Quadrant
(RUQ)
   liver
   gall bladder

II Left Upper Quadrant
(LUQ)
   spleen
   stomach
   transverse colon

III Right Lower Quadrant
(RLQ)
   ascending colon
   urinary bladder

IV Left Lower Quadrant
(LLQ)
   small intestine
   descending colon

Legen Sie nun bitte Ihre Arme ganz entspannt neben Ihren Körper und versuchen Sie Ihren Bauch ganz locker zu lassen, während ich ihn abtaste. Sagen Sie mit bitte, wenn es weh tut.

Palpieren Sie das Abdomen des Patienten mit leichten, sanften Bewegungen. Palpieren Sie alle vier Quadranten so. Gibt der Patient von sich aus Schmerzen an, so beginnen Sie, die Palpation an einer Stelle des Abdomens, an der er die wenigsten Schmerzempfindungen angibt und tasten erst am Ende der Untersuchung die schmerzhaften Bereiche ab.

Wie ist die Muskelelastizität? Ist der Bauch hart? Sehen Sie in den Gesichtszügen des Patienten Anzeichen von Unbehagen? Tasten Sie Organvergrößerungen oder Resistenzen?

Tasten Sie nun die Leber: Setzen Sie sich an die rechte Seite des Patienten. Legen Sie Ihre linke Hand unter den Rücken des Patienten neben der 11. und 12. Rippe. Legen Sie die rechte Hand, die Finger Richtung Rippenbogenrand zeigend, etwas unterhalb an die auskultierte Lebergrenze. Die linke Hand sollte die Leber nach vorne führen, um die Palpation zu unterstützen.

Oder:

Legen Sie beide Hände flach, die Fingerspitzen Richtung Brustkorb zeigend, unterhalb der auskultierten Lebergrenze. Fordern Sie den Patienten auf, tief einzuatmen. Tasten Sie in diesem Moment mit einer leichten Bewegung nach oben den Leberrand.

Bitte atmen Sie ein, nun aus, und nun tief einatmen, ausatmen und nochmal tief einatmen.

Können Sie den Leberrand, der sich unter Ihren Fingern bewegt, spüren? Ist der Rand fest und glatt?

Place your arms next to your body and try to remain quite relaxed while I examine your abdomen. Please tell me if you experience any pain.

Palpate the patient's abdomen with light, smooth movements. Palpate all four quadrants in this manner. If the patient complains of pain move to another point and continue the palpation there, returning at the end to the sensitive point.

What is the muscle tension? Is there any resistance? Does the patient's face show any sign of discomfort? Do you feel any organ enlargement or any masses?

Palpate the liver. Stand at the right side of the patient. Place your left hand under the patient's back near the 11th and 12th ribs. Place the right hand with fingers angled toward the costal margin just below the auscultated border of the liver. The left hand should move the liver anteriorly to aid in palpation.

Or:

Place both of your hands flat, with fingers pointing toward the ribcage, underneath the auscultated liver border. Ask the patient to breathe in deeply. Palpate the lower border of the liver by pressing lightly upward.

Please take a breath, now breathe out – now breathe in deeply. Out. And again, take a deep breath.

Can you feel the edge of the liver moving over your fingers? Is the border firm and smooth?

Tasten Sie nach der Milz. Bleiben Sie auf der rechten Seite des Patienten. Die linke Hand legen Sie hinter den Brustkorb und die Finger der rechten Hand, zum Brustkorb weisend, in den linken oberen Quadranten.

Atmen Sie nochmal tief ein. Atmen Sie aus und dann nochmal tief ein.

Können Sie die Milz tasten? Normalerweise ist sie nicht tastbar.

(Eine weitere sehr gute Methode der Milzpalpation:

Legen Sie sich bitte auf die rechte Seite.

Wiederholen Sie die Untersuchung wie oben.)

Führen Sie nun Ihre Hände tiefer zwischen Brustkorb und Beckenkamm. Tasten Sie mit der linken Hand nach der Niere, indem Sie die beiden Hände so nah wie möglich aneinander bringen. Wenn die Muskulatur des Patienten sehr entspannt ist, ist es möglich, die Niere zu tasten. Ist es eine feste, glatte und elastische Masse?

Tasten Sie nun nach der Niere auf der anderen Seite.

Tasten Sie in der Tiefe der epigastrischen Region nach der Aorta. Ist sie weich, fühlen Sie ihre Pulsation?

Welche anderen Eingeweidestrukturen können Sie tasten: das Coecum (rechter unterer Quadrant), oder das Sigma (linker unterer Quadrant), die Gallenblase (rechter Mittel- bis Oberbauch)?

Tasten Sie in der Leiste nach Lymphknoten. Sind sie tastbar? Sind sie unempfindlich, verschiebbar, fest?

Tasten Sie den Femoralispuls.

Palpate for the spleen. Remain on the right side of the patient. Reaching across the patient place the left hand behind the rib cage and the fingers of the right hand facing the costal margin in the left upper quadrant.

Take another deep breath now. Breathe out and then take another deep breath.

Can you feel the spleen? Ordinarily it is not palpable.

(Additional good method for palpating the spleen:

Could you lie on your right side?

Conduct the examination as above.)

Slide the left hand down lower – between the rib cage and the iliac crest. Palpate with the right hand for the kidney by bringing the two hands together as much as possible. If the patient's muscles are very relaxed it may be possible to palpate the kidney. Is it a firm, smooth, elastic mass?

Now palpate for the kidney on the other side.

Palpate for the aorta deep in the epigastric region. Is it soft? Do you feel its pulsations?

What other bowel structures can you palpate – the cecum (right lower quadrant), the sigmoid colon (left lower quadrant) or the gall bladder (right upper quadrant)?

Palpate the inguinal and femoral areas for lymph nodes. Can you feel them? Are they nontender? Do they move freely? Are they firm?

Palpate for the femoral pulse.

Untersuchung, um eine eventuelle Appendizitis zu diagnostizieren

Können Sie mir sagen, wo Sie den Schmerz zuerst gespürt haben? Wo spüren Sie den Schmerz jetzt?

Fing der Schmerz in der Nabelgegend an? Hat sich der Schmerz zur rechten Seite nach unten verlagert?

Jetzt werde ich vorsichtig Ihren Unterbauch untersuchen. Sagen Sie mir, wo Sie den Schmerz spüren.

Palpieren Sie das ganze Abdomen. Beginnen Sie auf der linken Seite, und beenden Sie diese Untersuchung auf der unteren rechten Seite.

Danach testen Sie den Loslaßschmerz, indem Sie im linken Unterbrauch tief eindrücken und dann plötzlich loslassen. Fragen Sie den Patienten:

Hat es Ihnen weh getan? Wo?

War es für den Patienten im rechten Unterbauch schmerzhaft (Kontralateraler Loslaßschmerz)?

Merke: Wenn die bis jetzt durchgeführten Untersuchungen auf eine Appendizitis hindeuten, wird die Palpation auf der rechten Seite nicht mehr durchgeführt, um dem Patienten unnötige Schmerzen zu ersparen.

Eine rektale Untersuchung (bei Frauen auch eine Beckenuntersuchung) kann zusätzlich durchgeführt werden, um festzustellen, ob der entzündete Wurmfortsatz zu tasten ist. Andere Ursachen der abdominellen Schmerzen können dadurch auch ausgeschlossen werden.

Examination to determine likelihood of appendicitis

Can you tell me where the pain was when you first felt it? And where is the pain now?

Did the pain begin in the periumbilical area? Has it gradually shifted to the right lower quadrant?

Now I will gently examine your abdomen. Tell me where you feel pain.

Palpate the whole abdomen, beginning on the left side and ending with the right lower quadrant.

Then palpate the left lower quadrant by pressing in deeply. Release the pressure suddenly to determine if the patient experiences any pain.

Does that hurt you? Where did you feel the pain?

Did the patient feel pain on the right side? (Rebound pain on the opposite side.)

Note: if all other signs indicate a positive diagnosis of appendicitis, the palpation of the right side is omitted in order to prevent causing the patient unnecessary pain.

A rectal examination (for female patients a vaginal examination) may be conducted as well to determine whether the enlarged appendix can be felt. Other causes of the abdominal pain may be also excluded.

Symptome einer Appendizitis und Adnexitis sind oft sehr ähnlich. Bei der Adnexitis liegt der Schmerzpunkt jedoch meistens etwas tiefer.

Untersuchung der Extremitäten

Geben Sie mir bitte Ihre Hand.

Wie ist die Hautfarbe? Ist sie blaß oder cyanotisch? Sind die Hände gleich warm? Ist die Haut rauh? Sind Schwellungen oder Deformierungen zu sehen?

Wie sehen die Fingernägel aus? Sind sie rissig, brüchig, sind Veränderungen der Nägel festzustellen, z.B. Uhrglasnägel, Trommelschlegelfinger?

Heben Sie eine Hautfalte am Handrücken hoch. Verschwindet die Hautfalte beim Loslassen wieder sofort, was einer genügenden Elastizität und Hydratation entsprechen würde?

Tasten Sie den Radialispuls. Legen Sie Ihre Finger leicht auf das Handgelenk des Patienten.

Bewegen Sie bitte Ihre Hand im Kreis, erst in die eine, dann in die andere Richtung. Und nun öffnen und schließen Sie Ihre Hand. Machen Sie eine Faust und dann strecken Sie Ihre Hand. Halten Sie Ihre ausgestreckten Hände mit gespreizten Fingern für einen Augenblick ruhig.

Gibt es Anzeichen einer Gelenkschwellung oder Schmerzhaftigkeit? Hat der Patient die volle Beweglichkeit? Ist beim Ausstrecken der Hand ein Zittern der Finger oder Hand zu beobachten? Ist ein Knacken in den Gelenken zu spüren?

Symptoms of appendicitis are very similar to those for adnexitis. However, in adnexitis the point of pain is usually somewhat deeper.

Examination of the extremities

Please give me your hand.

> *What colour is the skin? Is there any pallor or cyanosis? Are the hands uniformly warm? Is the skin rough? Is there any swelling or deformity?*
>
> *What is the appearance of the fingernails? Are there signs of splitting or brittleness? Are there any changes in the normal appearance of the nails, i.e. watchglass nails, or clubbing (drumstick fingers)?*
>
> *Pinch up a fold of skin on the back of the hand. Does it readily return when released indicating good elasticity and adequate hydration?*
>
> *Palpate the radial pulse. Keep your hand loosely on the patient's wrist.*

Would you please move your hand in a circle? First one way and then the other. And now open and close your hands. Make a fist and then stretch out your hand. Spread your fingers and hold your outstretched hand steady for a moment.

> *Is there any indication of joint swelling or tenderness? Does the patient have full range of motion? Is there trembling of the fingers and hand when the hand is outstretched? Are there any crackling feelings in the joint?*

Untersuchen Sie genauso die andere Hand. Sind die Pulse seitengleich?

Halten Sie dem Patienten Ihre eigenen Hände über Kreuz hin und fordern Sie ihn auf:

Geben Sie mir Ihre Hände und drücken Sie fest zu.

Ist die Kraft in beiden Händen gleich? Es kann sein, daß die zum Schreiben und Essen benutzte Hand etwas stärker ist als die andere.

Ich werde nun mit einem Wattebausch über Ihre Hände und Arme streichen. Sagen Sie mir, ob das Gefühl auf beiden Seiten gleich ist? Nun werde ich Sie leicht mit einer Nadel berühren. Sagen Sie mir wiederum, ob es sich in beiden Händen und Armen gleich anfühlt.

Schlagen Sie die Stimmgabel an und setzen Sie sie auf das Handgelenk und fragen Sie:

Sagen Sie mir, wenn Sie die Vibration nicht mehr spüren.

Prüfen Sie das andere Handgelenk, die Ellenbogen und die Schultern.

Nun legen Sie Ihren Arm ganz locker auf den Bauch, damit ich Ihre Reflexe prüfen kann.

Prüfen Sie den Bizepssehnenreflex, indem Sie Ihren Zeigefinger auf die Bizepssehne legen (gerade etwas über der Ellenbeuge). Halten Sie den Reflexhammer locker in Ihrer anderen Hand, und klopfen Sie mit dem runden Ende auf Ihren Finger, gerade so stark, um eine Reaktion hervorzurufen.

Now examine the other hand in the same way. Are the pulses symmetrical?

Cross your hands in front of you and say:

Please take my hands and grasp them firmly.

Is the strength in both hands approximately the same? There may be slightly more strength in the hand used for writing and eating.

I am going to brush your hands and arms lightly with a piece of cotton. Can you tell me if it feels the same on both sides? Now I will touch you lightly with a pin. Once again, tell me if it feels the same on both hands and arms.

Strike the tuning fork and place it on the wrist.

Tell me when you no longer feel any vibration.

Test the other wrist and then the elbows and the shoulders.

Now rest your arms across your abdomen so that I can check your reflexes.

Check the biceps tendon by placing your index finger on the patient's biceps tendon (just above the inside of the elbow – the antecubital fossa). Hold the hammer loosely in your other hand and strike your finger with the pointed end – just enough to elicit a response.

Winkeln Sie nun den Arm des Patienten um 90° im Ellenbogengelenk an. Klopfen Sie nun mit dem runden Ende des Hammers ca. 2,5 cm (1 inch) über dem Ellenbogen (Processus olecrani) auf die Sehne. Der Unterarm sollte sich leicht bewegen.

Nun möchte ich einen Blick auf Ihre Füße und Beine werfen. Bleiben Sie einfach liegen.

Ist die Farbe der Füße gleich, oder sind sie cyanotisch? Haben die Füße die gleiche Temperatur? Wie sehen die Zehennägel aus? Sind Schwielen an den Ballen, Fersen oder Sohlen der Füße? Ist eine Rötung an den Füßen oder zwischen den Zehen sichtbar?

Kreisen Sie Ihren Fuß, erst in die eine, dann in die andere Richtung. Rollen Sie die Zehen ein und strecken Sie sie dann. Haben Sie irgendwo Schmerzen?

Drücken Sie Ihren Finger für 30 bis 60 Sekunden mit leichtem Druck in die Haut der Tibiakante. Sind Zeichen von Ödemen da?

Tasten Sie den Puls der Arteria Tibialis posterio und Dorsalis pedis. Sind Unterschiede zu erkennen?

Streichen Sie mit einem Wattebausch leicht über die Füße und Beine.

Sagen Sie mir, ob das Gefühl an beiden Füßen und Beinen gleich ist.

Berühren Sie leicht mit einer Nadel Füße und Beine, so daß es einen scharfen Stich gibt.

Empfinden Sie dies an beiden Füßen und Beinen gleich?

> Then hold the patient's arm slightly away from his/her body and bent at the elbow (about 90°). Using the pointed end of the hammer, strike the tendon about 2.5 cm (1 inch) above the elbow (the olecranon process). The forearm should move slightly.

Now I'd like to take a look at your feet and legs. Please just stay where you are.

> Are the feet uniform in colour or is there cyanosis? Are the feet uniform in temperature? What is the condition of the toenails? Are there calluses on the balls of the feet or on the heels or soles of the feet. Is there any sign of rash on the feet or between the toes?

Please move your feet in a circle – first one way and then the other. Now close your toes close to your feet and then stretch them out. Do you feel pain anywhere?

> Press your finger lightly into the skin above the tibia for 30 to 60 seconds. Is there any sign of oedema? If so, test higher up on the shin until your identify the point at which the oedema ends.

> Measure the posterior tibial and dorsal pedial pulses for both legs. Are there differences?

> Brush the feet lightly with a piece of cotton.

Can you tell me if this feels the same on both feet? on both legs?

> Use a pin and create the lightest touch possible to create a sharp prick.

Does this feel the same on both feet? on both legs?

Schlagen Sie die Stimmgabel an und setzen Sie sie auf der großen Zehe auf, und stützen Sie die große Zehe von unten mit ihrem Zeigefinger.

Sagen Sie mir, wenn Sie die Vibration nicht mehr spüren.

Wiederholen Sie den Stimmgabeltest an den Innenknöcheln und den Knien.

Schließen Sie nun bitte die Augen. Ich werde Ihre große Zehe bewegen, und ich möchte, daß Sie mir sagen, ob sie mehr Richtung Kopf oder Richtung Boden zeigt.

Jetzt werde ich Ihr Bein leicht anheben. Legen Sie Ihr Bein ganz entspannt in meine Hand. Ich möchte Ihre Reflexe prüfen.

Benutzen Sie einen Gummihammer, um die tiefen Sehnenreflexe zu prüfen. Legen Sie Ihre Hand unterstützend unter das leicht gebeugte Knie des Patienten. Klopfen Sie auf die Sehne unterhalb der Kniescheibe.

Prüfen Sie das andere Knie in derselben Weise.

Nehmen Sie den Fuß in dorsalflexierter Haltung in Ihre Hand. Klopfen Sie auf die Achillessehne, der Fuß sollte sich nach unten bewegen.

Streichen Sie kräftig mit Ihrem Daumennagel entlang der äußeren Fußkante des Patienten. Bewegt sich die Großzehe nach oben (Babinski Reflex)?

Stellen Sie sich an das Fußende des Patienten und legen Sie Ihre Hände auf die Fußsohle.

Ich werde mit meinen Händen gegen Ihre Füße drücken, und Sie versuchen, dagegen zu drücken.

Ist die Kraft in beiden Füßen gleich?

Strike the tuning fork and place it on the big toe, supporting the toe with your index finger.

Please tell me when you no longer feel any vibration.

Repeat for the ankle and the knee cap.

I'd like you to close your eyes now. I will move your big toe and I want you to tell me if it is pointing more toward your head or more toward the floor.

Now I am going to lift your knee slightly to test your reflexes. Let your leg rest quite relaxed in my hand.

Use a rubber mallet to check the deep tendon reflexes. Slip your hand under the patient's knee to offer support for the slightly bent knee. Strike the tendon just below the patella.

Test the other knee in the same manner.

Take the foot in your hand in the dosiflexed position. Tap the Achilles tendon – the foot should move downward.

Run your thumbnail along the sole of the foot near the outer edge using firm pressure. Does the big toe move down or does the toe move upward (Babinski's sign)?

Stand at the feet of the patient placing your hands on the soles of the patient's feet.

I am going to press against your feet and you should try to press my hands away.

Is the strength in both feet the same?

Legen Sie nun Ihre Hände auf die Fußrücken des Patienten.

Ziehen Sie die Füße bitte gegen meinen Widerstand kopfwärts.

Ist die Kraft seitengleich?

Ich werde Ihr Bein hochheben, wenn es Ihnen weh tut, so sagen Sie es bitte.

Heben Sie das gestreckte Bein des Patienten hoch. Kann der Patient das Bein schmerzfrei bis zu 90° anheben? Seitengleich?

Untersuchung von Patienten mit Quetsch- und Schnittverletzungen an den Händen

Machen Sie bitte eine Faust auch gegen den Schmerz. Nun strecken Sie Ihre Finger. Es ist für mich wichtig zu sehen, wie umfassend Ihre Verletzung ist.

Sind irgendwelche Einschränkungen zu sehen?

Legen Sie Ihren Finger gegen die Fingerbeere des verletzten Fingers.

Drücken Sie nun meinen Finger mit Kraft weg.

Nun machen Sie dasselbe, indem Sie Ihren Finger auf die Streckseite des verletzten Fingers legen. Fordern Sie den Patienten wieder auf:

Drücken Sie meinen Finger mit Kraft weg.

Prüfen Sie immer zum Vergleich den Finger der gesunden Seite (Funktionsprüfung der Beuge- und Strecksehnen).

Place your hands on top of the feet.

Please try to move your feet upwards as I press down on them.

Is the strength in both feet the same?

Now I will lift your legs one at a time. Tell me if you feel any pain.

Lift the fully extended leg. There should be no pain up to the 90° point. Compare the two legs.

Examination procedures in case of crushed or cut fingers

Please make a fist with your hand even though it hurts. It is important for me to see how extensive your injuries are.

Are there any limitations in movement?

Place your finger against the finger pad of the injured finger.

Try to press my finger away.

Now lay your finger on the back of the injured finger and ask the patient again to press your finger away.

Press now again against my finger as if you want to push it away.

Compare the injured hand with the healthy one (checking the function of the bending and stretching tendons).

Prüfen Sie auch immer das Gefühl distal und proximal der Verletzung.

Spüren Sie einen Unterschied im Gefühl? (Nervenverletzung)?

Untersuchungen der Genitalien beim Mann

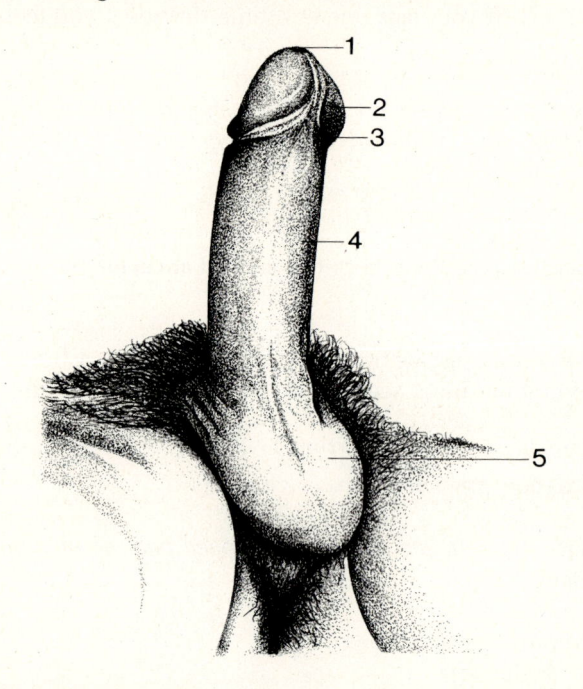

1. Harnröhrenausgang
2. Glans penis (Eichel)
3. Vorhaut – (beschnitten)
4. Penisschaft
5. Hodensack (Hoden)

Beachte: Dieser Teil der Untersuchung ist für einen Patienten nicht leicht zu akzeptieren, kann ihm unangenehm sein oder auch Angst machen. Sie können es ihm erleich-

Check distal and proximal to the injury.

Do you feel this pressure of my fingers in the same way in your injured finger and your healthy finger (nerve injury)?

Examination of the genitalia – male

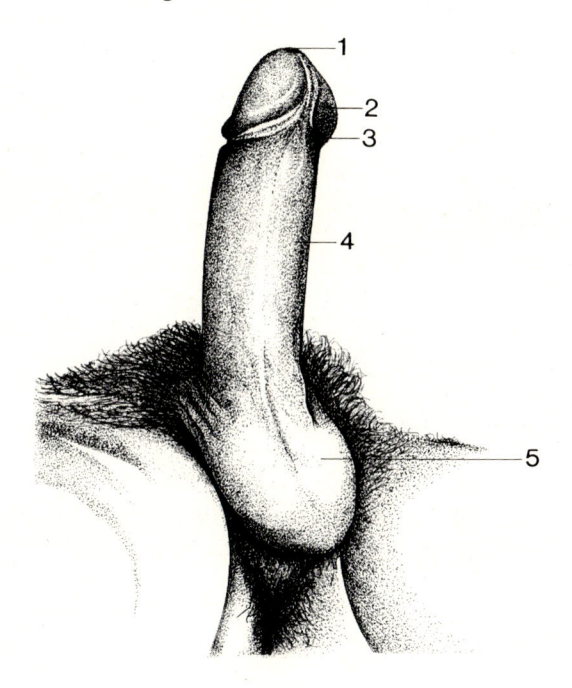

1. urethra
2. glans of the penis
3. foreskin – (circumcised)
4. shaft of the penis
5. scrotum (testicles)

Note: This part of the examination is not easy for the patient to accept without anxiety and embarrassment. Be

tern, indem Sie ihm die Beine und den Oberkörper abdecken und nur den Genitalbereich freilassen. Wenn Sie eine Frau sind, sollte nach Möglichkeit ein männlicher Assistent anwesend sein. Achten Sie darauf, daß Sie die Untersuchung mit warmen Händen durchführen.

Ich möchte Ihren Genitalbereich untersuchen. Erst untersuche ich Sie im Liegen, dann möchte ich Sie bitten, für den zweiten Teil der Untersuchung aufzustehen, damit ich nach Brüchen sehen kann.

Ändern Sie die Abdeckung so, daß der Bauch und die Beine des Patienten bedeckt bleiben und der Genitalbereich frei liegt.

Ist das Schamhaar gleichmäßig gewachsen? Hat der Patient noch eine Vorhaut, bitten Sie ihn, diese zurückzuziehen.

Würden Sie bitte die Vorhaut zurückziehen?

Läßt sich die Vorhaut leicht und vollständig zurückziehen?

Ist die Glans penis glatt? Gibt es irgendwelche Anzeichen für Entzündungen oder Läsionen? Wo genau ist der Harnröhrenausgang lokalisiert? Gibt es Anzeichen für Ausfluß?

Jetzt werde ich Ihren Hoden und Penis untersuchen. Wenn Ihnen etwas weh tut, so sagen Sie es mir bitte.

Palpieren Sie den Penisschaft. Tasten Sie irgendeine Gewebeverhärtung? Drücken Sie die Glans vorsichtig zwischen Daumen und Zeigefinger, um die Harnröhrenöffnung anzusehen. Gibt es Anzeichen von Ausfluß? Falls ja, machen Sie einen Abstrich.

Betrachten Sie die Haut des Skrotums. Sind Ulcerationen, Tumore oder Rötungen zu erkennen? Sind beide Seiten symmetrisch, oder ist eine Seite größer als die andere? (Es

sure that the draping covers the patient's legs and the upper part of the body, leaving only the genital area exposed. If possible, a male assistant should be present if you are female. Be sure that you conduct this part of the examination with warm hands.

Now I would like to examine your genital area. I'll take a look and then ask you to stand up for the second part of the exam when I check for hernias.

Change the draping so that the patient's abdomen is covered and the genital area exposed.

Is the pubic hair evenly distributed? If the patient still has his foreskin, ask him to retract it for you.

Would you please retract the foreskin of your penis for me?

Does the foreskin retract easily and fully?

Is the glans penis smooth? Is there any sign of inflammation or lesions? Where is the urethral meatus located? Is there any sign of discharge?

Now I will examine the scrotum and the penis. If anything is painful for you let me know.

Palpate the shaft of the penis. Is there any hardening of tissue? Press the glans lightly between your thumb and fore-finger to examine the opening of the urethra. Is there any discharge visible? If so, place some of the discharge on a glass slide for examination.

Observe the skin of the scrotum. Are there any ulcers, masses or redness? Are both sides symmetrical or is one side larger than the other? (It is not unusual for the left side

211

ist nicht ungewöhnlich, daß die linke Seite etwas größer wirkt.) Heben Sie das Skrotum an, und betrachten Sie die Unterseite.

Tasten Sie jeden Hoden und Nebenhoden zwischen Daumen und den ersten beiden Fingern. Tasten Sie Knoten, Verdickungen oder ungewöhnlich empfindliche Stellen?

Dies ist der geeignete Moment, dem Patienten zu zeigen, wie er seine Hoden selbständig untersuchen kann, falls Sie bei der Anamnese erfahren haben, daß er das bisher nicht getan hat.

Nun möchte ich Sie bitten, sich hinzustellen, damit ich Sie im Stehen untersuchen kann.

Helfen Sie dem Patienten von der Untersuchungsliege aufzustehen. Vergewissern Sie sich, daß es ihm nicht schwindlig ist.

Würden Sie bitte husten? Bitte pressen Sie jetzt, wie Sie es beim Stuhlgang machen würden.

Sind inguinale Vorwölbungen vorhanden?

Jetzt möchte ich nachsehen, ob Sie irgendwelche Brüche haben.

Tasten Sie nach Inguinalhernien, indem Sie den Zeigefinger vorsichtig ansetzen und den Inguinalring zu tasten versuchen.

Tasten Sie die Samenstränge und die Vas Deferens von den Testes bis zu den Inguinalringen. Sind dort irgendwelche Knoten, irgendwelche empfindliche Stellen?

Würden Sie jetzt bitte noch einmal pressen?

to be somewhat larger.) Pick up the scrotum to look at the underside.

Palpate each testis and epididymis between thumb and first two fingers. Are there any lumps, thickening, or undue tenderness?

This is a good time to teach the patient how to examine his own testicles if the patient indicated during the history taking that he didn't normally do so.

Now I would like you to get up and stand at the side of the table so that I can examine you.

Help the patient to get up from the table. Be sure that he is not dizzy.

Would you cough for me? Now bear down as though you were trying to have a bowel movement.

Are there any inguinal bulges?

Now I am going to check to see if you have any signs of hernia.

Palpate for inguinal hernias by inserting your index finger gently to reach the inguinal ring.

Palpate the spermatic cord and the vas deferens from the testis to the inguinal ring. Are there any nodules? Is there tenderness?

Would you bear down for me once more please?

Berühren irgendwelche Resistenzen Ihren Finger?

Palpieren Sie die Oberschenkelregion, während der Patient preßt. Normalerweise sind hier keine Vorwölbungen zu tasten.

Nun möchte ich Ihren Enddarm und Ihre Prostata untersuchen. Das kann für Sie jetzt etwas unangenehm sein und bei Ihnen Stuhldranggefühl auslösen. Diese Untersuchung dauert nicht lange und gehört zu einem wichtigen Bestandteil der gesamten körperlichen Untersuchung. Beugen Sie sich bitte über die Untersuchungsliege, und bleiben Sie so entspannt wie möglich. Ich werde etwas Gleitcreme auf meinen Finger auftragen, damit es für Sie weniger unangenehm ist. Bitte pressen Sie jetzt noch einmal, wie zum Stuhlgang. Wenn Sie Schmerzen verspüren, sagen Sie mir bitte Bescheid.

Spreizen Sie die Gesäßhälften auseinander und inspizieren Sie Anus und Perianalregion. Erkennen Sie Fissuren oder Läsionen? Erkennen Sie Rötungen oder Knoten?

Tragen Sie Gleitmittel auf den Zeigefinger auf. Wenn der Patient preßt, führen Sie Ihren Finger langsam und vorsichtig ein. Wie ist der Sphinktertonus? Fühlen Sie Resistenzen oder empfindliche Stellen? Drehen Sie den Finger zirkulär an den Darminnenwänden entlang, um alle Abschnitte zu erfassen.

Palpieren Sie die Prostata, beide Lappen und den Sulcus. Ist die Prostata beweglich, glatt und elastisch, oder ist sie vergrößert, empfindlich oder derb?

Palpieren Sie den Darm so tief wie möglich und nehmen Sie dann den Finger langsam wieder heraus. Stuhlreste am Handschuh können auf occultes Blut untersucht werden.

Reinigen Sie die Analregion abschließend mit einem feuchten Tuch.

Are there any masses which touch your finger?

Palpate the femoral area as the patient bears down. Normally there should be no mass.

Now I would like to examine your rectum and your prostate gland. You may experience this as a bit uncomfortable and may feel that you want to move your bowels. The examination goes very quickly, but it is a very important part of a full check-up. Please just bend over the table and stand as comfortably as possible. I will put a gel on my finger so that it can go in more easily. Please bear down again as though you were moving your bowels. If something is very painful for you please let me know.

Spread the buttocks apart and inspect the anus and perianal region. Are there any fissures or lesions? Are there any rashes or nodules?

Lubricate the index finger. As the patient bears down, insert your finger slowly and gently. What is the tone of the sphincter muscles? Are there any masses or tenderness? Rotate your finger so that you palpate all walls of the rectum.

Palpate the prostate gland, both lobes and the sulcus (groove). Is it nonmoveable, smooth, rubbery, but not enlarged or tender?

Palpate the bowel as deeply as possible and then gently withdraw your finger. Faecal matter on the glove can be tested for occult blood.

With a moistened towelette wipe the anal region to clear away any gel or faecal matter.

Jetzt bin ich mit der Untersuchung fertig. Sie dürfen sich jetzt anziehen, und danach werden wir uns nochmals unterhalten.

Danach unterstützen Sie den Patient beim Aufstehen und, wenn nötig, auch beim Anziehen.
Der Patient steht auf, zieht sich an und kommt zum Gespräch zurück.

Untersuchungen der Genitalien bei der Frau

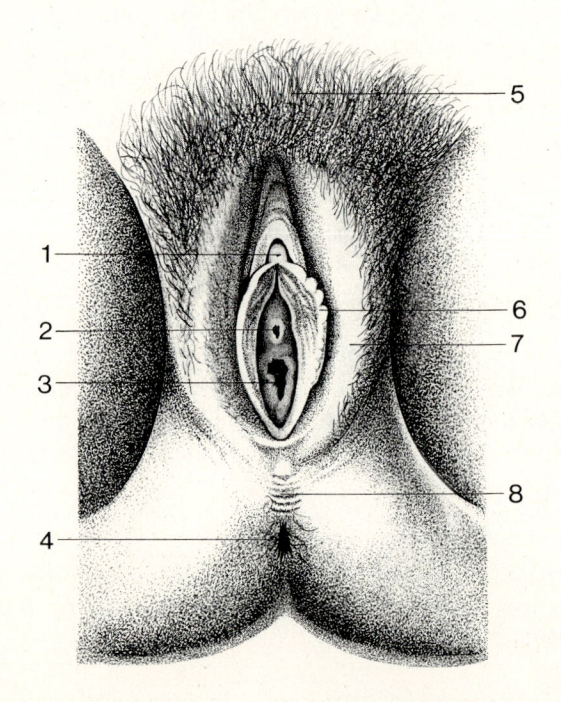

1. Klitoris
2. Ausgang der Harnröhre
3. Vagina
4. Anus
5. Schamhügel
6. Kleine Labien (kleine Schamlippen)
7. große Labien (große Schamlippen)
8. Damm

Now I have finished with the examination. You may get dressed and then we will talk together.

Support the patient in getting up, and if necessary, in getting dressed.
The patient dresses and returns to discuss the findings of the examination.

Examination of the genitalia – female

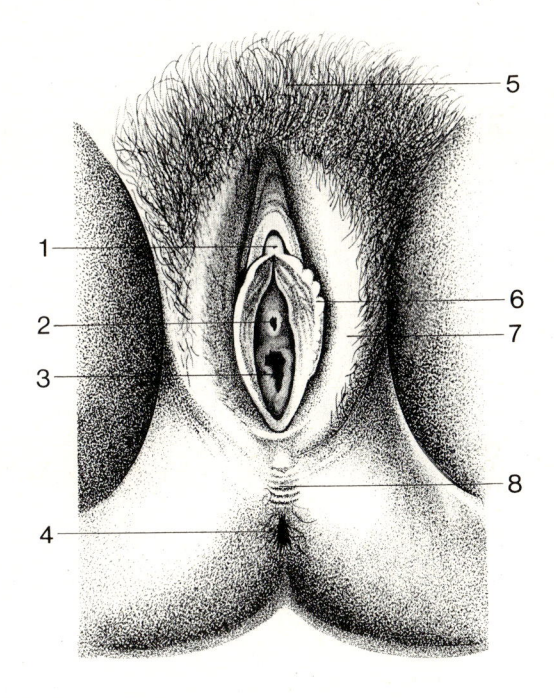

1. clitoris
2. urethra
3. vagina
4. anus
5. mons pubis
6. labia minora
7. labia majora
8. perineum

Beachte: Dieser Teil der Untersuchung ist für eine Frau nicht leicht, kann ihr unangenehm sein oder auch Angst machen. Sie können es Ihr erleichtern, indem Sie ihr versichern, sie genügend abzudecken, und ihr deutlich sagen, was Sie zu tun beabsichtigen, und indem Sie sanfte Bewegungen machen. In manchen Kulturen gibt es Tabus, die es verbieten, daß je ein Mann diese Körperregion einer Frau zu Gesicht bekommt. So mag es notwendig sein, zuerst mit der Frau zu sprechen. In jedem Fall, wenn Sie ein Mann sind, der diesen Teil der Untersuchung durchführt, müssen Sie wissen, daß es in manchen Ländern gesetzlich vorgeschrieben ist, daß eine weibliche Assistenz anwesend ist. Selbst wenn dies nicht vorgeschrieben ist, sollte es nach Möglichkeit so praktiziert werden.

Nun möchte ich Ihren Unterleib untersuchen. Würden Sie bitte zur Toilette gehen und die Blase leeren?

Helfen Sie der Patientin aufzusitzen und vergewissern Sie sich, daß es ihr nicht schwindlig ist. Wenn Sie Hilfe braucht, begleiten Sie sie zur Toilette.

Helfen Sie der Patientin, sich wieder hinzulegen, decken Sie sie sorgfältig ab, und bedecken Sie dabei ihre Knie so weit wie möglich. Ihre Füße können dabei in speziellen Bügeln oder von einem Assistenten gehalten werden.

Zuerst werde ich nur von außen alles anschauen, und dann werde ich Sie innen untersuchen. Ich werde Ihnen genau sagen, was ich nacheinander machen werde. Wenn Sie Fragen haben, so fragen Sie mich bitte.

Stellen Sie sich das Licht gut ein. Inspizieren Sie die Schambehaarung, den Mons pubis, und das Perineum.

Nun werde ich die Schamlippen auseinander halten.

Note: This portion of the exam is not easy for a woman to accept without anxiety. You can assist her by assuring that the draping is adequate, that you tell her clearly what you intend to do, and by making gentle movements. In certain cultures there are taboos against having any male see this part of a woman's body, so you may need to talk with the patient first. In any case, if you are a male and will perform this part of the examination, it is required by law in some countries that a female assistant be present. Even where it is not legally a requirement it should be practised whereever possible.

Now I am going to examine your genital area. Would you like to go the toilet to empty your bladder?

Aid the patient in sitting up and be sure that she is not dizzy. If she needs assistance, accompany her to the toilet.

Aid the patient in lying down again and arrange the drapes carefully, covering her knees as much as possible. Her feet can be placed in stirrups or supported by an assistant.

At first I will just look at the outside and then I will examine you inside. I will tell you what I will do at each point. If you have any questions, you may ask me.

Adjust the light so that you have good direct light. Inspect the pubic hair, the mons pubis, and the perineum.

Now I will separate the lips.

Halten Sie die großen Schamlippen auseinander, um die kleinen Schamlippen, Clitoris und Urethralöffnung sowie den Eingang zur Vagina sehen zu können. In manchen Kulturen ist es möglich, daß die Clitoris beschnitten ist, die großen Schamlippen entfernt und nur noch Narben zu sehen sind. In manchen Fällen sind sogar die kleinen Schamlippen zusammengenäht.

Wie sehen Haut und Schleimhaut aus?

Sehen Sie irgendwelche Zeichen von Ulzerationen, Knoten, Schwellungen oder Ausfluß? Gibt es Narben (z.B. von Episiotomien oder Dammrissen bei der Geburt)?

Gibt es Narben, die normale genitale Funktionen wie Urinlassen, Menstruation, Sexualverkehr und Geburt erschweren?

Tasten Sie die bartolinischen Drüsen. Sind dort Knoten, Verhärtungen oder Schwellungen?

Nun werde ich Sie von innen untersuchen. Ich werde vorsichtig sein. Wenn Ihnen etwas weh tut, so sagen Sie es mir bitte. Entspannen Sie sich so gut wie möglich. Das macht die Untersuchung für Sie weniger unangenehm. Ich werde meine Finger in Ihre Vagina einführen und anschließend ein Instrument, das mir erlaubt, die Cervix, den Eingang zur Gebärmutter einzusehen.

Benetzen Sie das Spekulum nur mit warmem Wasser. Führen Sie zwei Finger in die Vagina ein, um die Cervix zu lokalisieren und die Tiefe der Vagina und den Winkel zu bestimmen. Spreizen Sie die Finger bis in die Ecken der Vagina, und führen Sie das Spekulum vorsichtig ein, um nicht die seitlichen Wände der Vagina einzuklemmen. Üben Sie einen leichten Druck nach unten aus. Öffnen Sie die Branchen des Spekulums in horizontaler Position.

Separate the labia majora to be able to see the clitoris, the urethral meatus, and the vaginal opening. In some cultures the clitoris may have been cut out, the labia majora cut away, and in some cases, even the labia minora sewn together.

What is the appearance of the skin and mucous membranes?

Are there any signs of ulcerations, nodules, swelling or discharge? Are there any scars (for example, from episiotomies or tearing at birth?)

Does the scarring interfere with any of the normal genitourinary functions such as urinating, menstruation, sexual intercourse, birth?

Palpate the Bartholin's glands. Are there any nodules, tenderness or swelling?

Now I will examine you from the inside. I will be gentle. If something hurts just tell me. Please relax as much as possible so that the exam will be less uncomfortable for you. I will place my fingers in your vagina and then an instrument that will let me see the cervix – the entry into the uterus.

Lubricate the speculum with warm water only. Place two fingers in the vagina to locate the cervix and determine the depth from the entrance to the vagina as well as the angle. Withdraw the fingers to the edge of the vagina and slide the speculum in, being careful not to pinch the sides of the vagina. Exert a slight downward pressure. Open the blades of the speculum to their horizontal position.

Stellen Sie das Licht auf die Cervix ein. Inspizieren Sie den Muttermund. Welche Farbe hat die Cervix? (Bei Nichtschwangeren ist die Cervix rosa und weich.) Sind Knoten, Ulcerationen, Blutungszeichen oder Ausfluß zu sehen?

Wenn Sie einen Cervixabstrich machen wollen, sagen Sie das:

Ich werde den Muttermund nun vorsichtig berühren, um einige Zellen zu gewinnen, die mit dem Mikroskop untersucht werden. Dies ermöglicht uns, Veränderungen festzustellen, die darauf hinweisen, ob weitere Untersuchungen notwendig sind. Dies ist eine gute Möglichkeit, früh krebsartige Veränderungen festzustellen. Diese Untersuchung sollte einmal im Jahr durchgeführt werden.

Führen Sie einen Watteträger in den Cervikalkanal ein und entnehmen Sie durch Drehbewegung Zellen von der Oberfläche ab, die Sie durch Abrollen auf einen vorbereiteten Objektträger auftragen und fixieren. Weitere Abstriche von der Portiooberfläche und dem hinteren Scheidegewölbe sind möglich.

Während Sie das Spekulum langsam zurückziehen, inspizieren Sie die Vagina bezüglich ihrer Farbe, Entzündung, Ulcera, Tumoren und Ausfluß.

Schließen Sie die Branchen des Spekulums bevor Sie den Introitus erreichen und achten Sie darauf, die Wand der Vagina nicht einzuklemmen.

Nun werde ich Sie mit meinen Fingern untersuchen. Ich werde auf Ihren Bauch so drücken, daß ich Ihre Gebärmutter tasten kann.

Direct the light to the cervix. Inspect the cervix and its os. What colour is the cervix? (non-pregnant women's cervix is pink and smooth). Are there any nodules, ulcerations, signs of bleeding or discharge?

If you intend to perform a Paps smear say:

I will touch the cervix gently to collect a few of the cells there so that an examination under the microscope can be made. This way we can tell if there are any changes that indicate we should make further tests. It is an important way to learn early about cancerous changes. Such a test should be done once a year.

Insert a swab into the os of the cervix and turn it between your fingers in order to collect cells from the surface of the skin. Transfer the cells to a slide and apply a fixative. It is also possible to take a smear from the portio and the posterior fornix.

As you slowly withdraw the speculum inspect the vaginal mucosa for colour, inflammation, ulcers, masses or discharge.

Close the blades of the speculum before reaching the introitus, taking care not to pinch the vaginal wall.

Now I will examine you using my fingers. I will press your abdomen so that I can feel your uterus.

Benetzen Sie Ihren Zeige- und Mittelfinger und führen Sie diese unter leichtem Druck nach unten in die Vagina ein. Sind dort Knoten, Gewebsverdickungen oder schmerzempfindliche Stellen zu tasten?

Legen Sie den Finger in das hintere Scheidegewölbe und die andere Hand auf das Abdomen zwischen Nabel und Symphyse. Drücken Sie die Hände gegeneinander, um den Uterus dazwischen zu tasten.

Wie groß ist der Uterus? Wie ist seine Form? Wie ist die Konsistenz? Ist er schmerzempfindlich? Ist er beweglich?

Tasten Sie, wenn möglich, nach den Ovarien. Achten Sie dabei auf ihre Form, Größe und Konsistenz. Die Ovarien sind normalerweise durckschmerzhaft. Nach der Untersuchung nehmen Sie vorsichtig die Finger wieder aus der Vagina.

Als nächstes werde ich Ihren Darm untersuchen. Dies wird etwas unangenehm für Sie sein. Sie werden das Gefühl von Stuhldrang verspüren. Pressen Sie wie zum Stuhlgang.

Benetzen Sie den kleinen Finger, und führen Sie diesen dann in den Anus ein. Drücken Sie den Uterus mit der anderen Hand nach unten, um die Uterushinterwand tasten zu können.

Danach tasten Sie das Rektum nach Läsionen oder Tumoren aus. Nehmen Sie Ihren Finger vorsichtig zurück. Faeces auf dem Handschuh kann auf occultes Blut untersucht werden. Wenn Sie mit der Untersuchung fertig sind, sorgen Sie dafür, daß die Perianalregion vorsichtig von Gleitmittel und Faeces mit einem feuchten Tuch gereinigt wird.

Lubricate the index and middle fingers and insert them into the vagina. Are there any nodules, masses or irregularities?

Place the gloved fingers in the posterior fornix and the other hand on the abdomen about halfway between the umbilicus and the symphysis pubis. Press the two hands toward each other to palpate the uterus.

What is the size of the uterus? What shape is it? What consistency is it? Is there tenderness or any masses? Is it movable?

Palpate for the ovaries if possible. Note their form, size and consistency. The ovary is usually tender. After the examination remove your fingers gently.

Next I will examine your rectum (back passage) as well. This may be somewhat uncomfortable for you and make you feel that you will have a bowel movement. Please bear down as though you were having a bowel movement.

Insert your little finger into the anus. Press the uterus downward with the other hand so that it is possible to palpate as much of the posterior surface of the uterus as possible.

Then palpate the walls of the rectum to check for masses or lesions. Withdraw your fingers gently. Faecal matter on the glove may be tested for occult blood. When you have finished the examination, gently wipe the perineal area free of the lubricant and faeces.

Ich bin mit der Untersuchung fertig. Sie dürfen jetzt aufstehen und sich wieder anziehen. Wenn Sie fertig sind, werden wir uns nochmals unterhalten.

Danach unterstützen Sie die Patientin beim Aufstehen und, wenn nötig, auch beim Anziehen.

Patientin steht auf, zieht sich an und kommt zum Gespräch zurück.

I have finished the examination now. You may get up now and get dressed again. When you are ready, we can talk again.

Support the patient in getting up and, if necessary, with dressing.

The patient dresses and then returns to talk over the findings of the examination.

Wörterverzeichnis
deutsch – englisch

Abdeckung	covering
Abfragung	the questioning of someone
Abführmittel	laxative
Abgeschlagen	worn out
abgrenzen	to demarcate
abhören	to listen to (with a stethoscope)
abklopfen	to tap, percuss
abnehmen	to lose weight
abschwächen	to weaken
abschwellen	to reduce the swelling
Abstand	distance
abstehend	protruding
Abstrich	a smear (i.e. Paps)
abstützen	to lean upon, support
abtasten	to feel, touch, palpate
Achillessehne	Achilles heel
Achselhöhle	armpit
adipös	obesity
allgemeine	general
Alter	age
Altersunterschied	age difference
Analverkehr	anal (sexual) intercourse
anämisch	anaemic
Anfall	attack
anfangen	to begin
angemessen	appropriate, suitable
angenehm	comfortable
angespannt	tense, nervous
angezogen	dressed, clothed
Angst	fear, dread, anxiety
Anhaltspunkt	reference point
anheben	to raise, lift
anlegen	to put on, apply
anordnen	to direct, order, give instructions
Anregung	stimulus, idea, suggestion
anrufen	to call, ring up
anschauen	to look at

anschließen	to attach, to link up
ansprechen	to speak to, to interest
Anstrengung	effort
Antwort	answer
Anweisung	directions, orders
anwenden	to use, put to use
Anzahl	number
Anzeichen	mark, indication, sign
anziehen	to dress
Apotheke	drug store, apothecary, pharmacy
Arbeitgeber	employer
Arbeitsplatz	workplace
Arzt	doctor, physician
Atemnot	difficulty in breathing
Atemwege	air passages
Atemzug	breath
Atmen	to breathe
aufblasen	to blow up
auffällig	obvious
Aufgaben	tasks
aufgeregt	excited, agitated
aufhören	to end, quit
Aufmerksamkeit	attention, consideration
aufmuntern	to cheer up, encourage
aufschreiben	to write down
aufstehen	to get up, stand up
auftragen	to apply, spread
auftreten	to appear, to occur
aufwachen	to wake up
Aufzeichnung	drawing, graph
Augapfel	eyeball
Auge	eye
Augenkontakt	eye contact
Augenlider	eyelids
Ausbildung	training
Ausdehnung	expansion, distension
Ausdruck	expression
Ausfluß	discharge
ausführlich	detailed, in full
Ausführung	execution, realization
Ausgangspunkt	starting point

Ausmaß	degree, extent
ausreichend	adequate
aussagen	statement, assertion
Ausschabung	curettage, scraping
Ausschlag	rash, eruption
ausschließen	to exclude, to dismiss
ausstrecken	to stretch out
Auswertung	evaluation
Ärger	anger
äußere	external
Backe	cheek
Backenzähne	molars (teeth)
Badewanne	bathtub
Bauch	stomach, abdomen, belly
Bänderriß	torn ligament
beabsichtigen	to intend, to aim
beachten	to pay attention to
beantworten	to answer, to reply to
beauftragen	to delegate, assign
beängstigend	to alarm, make uneasy
Beckenuntersuchung	pelvic examination
bedecken	to cover
Bedeutung	meaning
Bedingung	prerequisite, condition
Bedürfnis	need, want, requirement
beeinflussen	to influence, affect
beeinträchtigen	to hurt, injure, damage
beenden	to bring to an end, close
befähigen	to enable, to qualify
Befragung	to question, ask
befriedigen	to satisfy, to please
Befunde	findings
begleiten	to accompany
Begriff	idea, concept, term
Begründung	grounds, reason
begrüßen	to greet, welcome
Behandlung	treatment, medical attention
beidseits	on both sides
Bein	leg
beinhalten	to include, contain
Beispiel	example

beißen	to bite
beitragen	to contribute towards
bekannt	known, familiar
beklemmend	oppressive, gripping
bekommen	to get, receive
Belag	coating, deposit
Bemerkung	comment, observation
benetzen	to moisten, dampen
benötigen	to require, need
benutzen	to use, to take advantage of
beobachten	observe, watch
bequem	comfortable, easy
Berufsjahren	years of employment
beruhigend	calming, reassuring
berühren	to affect, to touch
beschnitten	cut, circumcised
beschreiben	to describe
Beschwerden	complaints, troubles
Besorgnis	a concern, a worry
besprechen	to talk over, discuss
Bestandteil	a part, component
bestimmen	to determine, to decide (on)
betrachten	to look at, inspect, consider
Betreuung	care of someone
Bettwäsche	bed-clothes, bed-linens
beugen	to bend (over)
Beule	bulge, bump
beurteilen	to pass judgement on
bewegen	to move
Bewegungseinschränkung	limited movement
Bewußtsein	consciousness
bewußtlos	unconscious
Beziehung	relationship, connection
bieten	offer
binden	to bind, connect, as noun: sanitary napkin
bitten	to request, to ask
Blase	bladder
Blasenentzündung	bladder infection
blass	pale
Blähung	flatulence
bläulich	bluish

Blutdruck	blood pressure
Blutdruckmanschette	blood pressure cuff
Blutgefäße	blood vessel
Blutgerinnsel	blood clot
Blutgruppe	blood group
blutunterlaufen	bloodshot
Blutuntersuchung	blood test
brennend	burning
Brille	eye glasses
Brust	breast
Brustentzündungen	breast inflammation, mastitis
Brustkorb	ribcage
Brustwarze	nipple
Brustwirbelsäule	thoracic spine
brüchig	brittle
bücken	to bend, stoop
Cervixabstrich	cervical smear (Paps)
Dammrisse	perineal tears
Dammschnitt	perineal incision
Darm	intestine
Darmgeräusche	peristaltic sounds
Darmgeschwür	intestinal ulcer
Darminnenwände	walls of the intestines
darstellen	represent, depict
Daumen	thumb
Dämpfung	damping, deadening (sound)
Decke	cover, coverlet
derb	tough, robust
derzeitig	current
deuten	to explain, interpret, signify
deutlich	clearly
Drang	urgency
drehen	to turn (around)
druckempfindlich	pressure sensitive, tender
Drüsen	glands
dumpf	dull
Durchblutung	circulation
Durchfall	diarrhoea
durchführen	to conduct, carry out
Durchmesser	diameter

durchsichtig	transparent
durchsprechen	to talk through
Durst	thirst

Eileiterentzündungen	inflammation of the Fallopian tubes
Eileiterschwangerschaft	tubal pregnancy
einatmen	to breathe in
Eindruck	impression
einführen	to introduce, to insert
einnehmen	to take, to swallow
Einschätzung	estimate
Einstellung	attitude, outlook
Eiweiß	protein
Ellenbogen	elbow
Eltern	parents
empfindlich	sensitive, susceptible
Enddarm	rectum
entfernen	to remove
entleeren	to empty
entscheiden	to decide
entspannen	to relax
Entwicklung	development
Entzündung	infection
Erbkrankheit	hereditary illness
Erbrechen	to vomit
Erfolg	success
Ergebnis	result
Erholung	recovery, convalescence
erinnern	to remember
Erkältung	(common) cold
erkennen	to recognize, to perceive
Erkrankung	illness, disease
erlauben	to permit
erleichtern	to make easier, to lighten
ernsthaft	serious, grave
Erregung	state of excitement
erschweren	to make more difficult
Erwachsene	adult
erwarten	to expect, anticipate
Eßgewohnheiten	eating habits

Fach	speciality, subject
Facharzt	specialist
Familienangehörigen	family members
Farnkrauttest	fern test (vaginal)
Fasern	threads, fibres
Faust	fist
Fähigkeit	ability
Fehlgeburt	miscarriage
Fernziele	long-term goals
Ferse	heel
festhalten	to hold tightly, adhere to
Festlegung	fixing, arrangement
feucht	moist
Fieber	fever
Flecken	spot, fleck
flimmern	flicker, shimmer
Flüssigkeit	liquid
flüstern	to whisper
Fruchtbarkeitstest	fertility test
früh	early
Gallenblase	gall bladder
Gallenblasensteine	gall stone
Gang	duct, canal
ganzheitlich	holistic
Gaumen	palate, roof of the mouth
Gebärmutter	uterus, womb
Gebärmutterkrebs	uterine cancer
Geburt	birth
Geburtsvorbereitung	birth preparation
Gedächtnis	memory
geeignete	appropriate
gefährlich	dangerous
Gefühl	feeling
gefühllos	without feeling
Gegend	area
gegendrücken	to push against
gehen	to walk
Gehör	hearing
geistige	intellectual, spiritual
gelb	yellow
Gelegenheit	opportunity, occasion

Gelenk	joint
Gelenkschwellung	swelling of the joint
gemeinsam	together
genesen	to get well, recover
Genick	neck
genießen	to enjoy
Geräuschbelästigung	noise, disturbance
Geräusche	sounds, noise
Geruch	smell
Gesäß	buttocks
Geschicklichkeit	skillfulness
Geschlechtskrankheit	sexually transmitted disease
Geschlechtsverkehr	sexual intercourse
Geschwister	siblings
geschwollen	swollen
gesetzlich	legal
Gesicht	face
Gesichtszügen	(to make) faces, grimaces
Gespräch	conversation, talk
gesund	healthy
Gesundheit	health
Gewebe	tissue
Gewicht	weight
gewohnten	usual
Gicht	gout
Gips	cast
Glaubwürdigkeit	believability, reliability
glänzend	shiny
Gleichgewicht	balance
gleichzeitig	at the same time
Glied	limb
glücklich	happy
Grenze	border
Größe	size
Grund	reason
Haarausfall	hair loss
Haare	hair
Halsbereich	throat area
Halsentzündung	throat infection, tonsillitis
Handflächen	palm of the hands
Handgelenk	wrist

Handschuh	gloves
Harnblase	urinary bladder
Harnröhre	urethra
Hauptbeschwerden	chief complaint
Hautabschürfungen	skin lesion, scratches
Hautausschläge	skin rash, skin eruptions
Hautfalte	fold of skin
Hebamme	midwife
heben	to lift
Heilpraktiker	non-medical health practitioner
heiser	hoarse
herausfinden	to find out
Herz	heart
Herzfrequenz	heart rate
Herzgrenze	borders of the heart
Herzschlag	heart beat
Hilfsmittel	aid, resource, remedy
hinken	to limp
hinstellen	to put down, to set down
Hinweis	indication, notice
Hitzewallungen	hot flashes, flushes
Hoden	testicle
Hornhaut	callous
Höhepunkt	climax, also orgasm
Hörfähigkeit	hearing ability
Hörgerät	hearing aid
Husten	cough
Hüftgelenk	hip joint
hüpfen	to jump, hop
ikterisch	jaundiced
Impfung	vaccination
Inhalt	content
Intimsphäre	privacy
Jahreszeit	season
jucken	to itch
kaffeesatzähnlich	like coffee grounds
Kaiserschnitt	Ceasarean section
kalt	cold
Karies	cavities, caries
kauen	to chew

Keuchhusten	whooping cough
Kiefer	jaw
Kiefernhöhle	maxillary sinus cavity
Kielbrust	pigeon breast
Kind	child
Kinderkrankheiten	childhood diseases
Kinderwunsch	desire to have children
Kindheit	childhood
Kinn	chin
Kissen	cushion
Klappe	valve
Kleider	clothes
klopfen	to beat, tap
Knie	knee
Kniescheibe	knee-cap
Knistergeräusch	crackling, crepitus
Knochen	bones
Knoten	lumps
Knöchel	cartilege
Kopf	head
Kopfschmerzen	headache
Kopfschuppen	dandruff
Körper	body
Körperfunktionen	body functions
Kraft	strength
Krampfadern	varicose veins
krank	sick
Krankengymnastik	physiotherapy
Krankenhaus	hospital
Krankenpflege	nursing
Krankenpfleger	male nurse
Krankenschwester	female nurse
Krankenversicherung	health insurance
Krankheit	illness, sickness
kratzen	to scratch
Krämpfe	seizures
Krebs	cancer
Krebsabstrich	cancer smear (Paps)
Kreislaufsystem	circulatory system
Kreuz	back, spine
Kribbeln	to tingle, itch, prickle
Kruste	scab, crust

kurzatmig	short of breath
lachen	to laugh
Lage	position
laufen	to run
laut	loud
Läuse	lice
Leben	life, to live
Lebensmittel	foodstuff
Leber	liver
legen	to lay (down)
lehnen	to lean (on)
lehren	to teach
Leichen	corpse
leiden	suffering
leise	quietly
Leiste	groin
lichtempfindlich	sensitive to light
Liege	couch, examining table
Lippen	lips
Loslaßschmerz	rebound pain
Luft	air
Lücken	blanks, holes
Magen	stomach
mager	thin
Mammillen	nipples
Mandeln	tonsils
Masern	measles
Maßnahmen	measures
Menschen	humans
Messen	to measure
Milch	milk
Milz	spleen
Möglichkeit	possibility
Mund	mouth
Mundspatel	tongue depressor
Muskelzerrung	torn muscle
Muttermal	mole
Muttermund	cervix
müde	tired, weary

Nabel	navel
Nachbarschaft	neighbourhood
Nachthemd	nightgown
nachzudenken	to think over, reflect on
Nahrungsmittel	food stuffs
Narben	scars
Nase	nose
Nasenlöcher	nostrils
Netzhaut	retina
niedergeschlagen	depressed, discouraged
niedrig	low
Niere	kidney
niesen	to sneeze, sneezing
Notfall	emergency
notwendig	necessary
ober	over
offen	open
Ohnmacht	unconscious
Ohr	ear
Orangenhaut	dimpled skin, cellulitis
Ödemen	oedema, swelling
Paar	couple
passen	to fit, to accomodate
Pessar	diaphragm
pfeifen	to whistle
Pflanze	a plant
Pflege	care, caring
plötzlich	suddenly
pressen	to press down, push
Prüfung	examination, test
putzen	to clean
quetschen	to squeeze, to pinch
quietschen	to squeak, to creak
Rachen	throat, oral cavity
Rand	edge, border
rauchen	to smoke
rauh	rough
reden	to talk

regelmäßig	regular, regularly
Reibegeräusche	rubbing
Reihenfolge	the order of something
rein	pure
reinigen	to clean
richtig	correct, right
Richtung	direction
riechen	to smell
Rippe	rib
Rippenfellentzündung	pleurisy
Risse	tear, laceration
röntgen	x-ray
Röteln	German measles
ruhig	quiet, calm
rund	round
Rücken	back
Samenerguß	ejaculation, seminal discharge
sauber	clean
Saugglocke	suction cup
Schalltrichter	bell of a stethoscope
Schamhaar	pubic hair
Schamlippen	labia
Scharlach	scarlet fever
schaumig	foamy
Schädel	skull
Schilddrüse	thyroid gland
Schlaf	sleep
Schlaganfall	stroke
Schleimhaut	mucous membrane
schließen	to close
Schluckauf	hiccups
schlucken	to swallow
Schlüsselbein	collar bone
schmecken	to taste
Schmerz	pain
schmerzempfindlich	sensitive to pain
schnarchen	to snore
schnell	quick
Schnittverletzungen	a cut, laceration
Schorfbildung	formation of scales
Schritt	a step

Schuheinlagen	shoe inserts, foot supports
Schulter	shoulder
Schulterblätter	shoulder blades
Schuppen	dandruff
Schutzimpfungen	vaccination
schwach	weak
Schwamm	sponge
schwanger	pregnant
Schweißausbruch	to break out in a sweat
schwer	heavy, also serious
Schwielen	a squint
schwindelig	dizzy
schwitzen	to sweat
Sehfähigkeit	visual acuity
Seitenband	collateral ligament
Skelettmuskulatursystem	musculoskeletal system
Sodbrennen	heartburn
sofort	immediately
Sonnenbrand	sunburn
sorgfältig	carefully
spazieren	to go for a walk
später	later
Spirale	coil, IUD
spreizen	to spread (apart)
spüren	to feel, as noun-traces
Staub	dust
stechend	stabbing
stehen	to stand
steif	stiff
steigen	to increase, to climb
Stelle	place, location
stichartig	like a stab
stillen	to breast-feed
Stimme	voice
Stimmgabel	tuning fork
Stirn	forehead
Störung	disturbance
Stoß (Herz)	apical beat
Strahlen	to radiate, rays
strecken	to stretch out
streicheln	to stroke, caress
Stuhlgang	bowel movement

tastbar	palpable
tasten	to touch, to feel
taub	deaf
Taubheitsgefühl	feeling of numbness
täglich	daily
Tätigkeit	task, responsibility
Testergebnisse	test results
Totgeburt	stillbirth
tragen	to carry
traurig	sad
Tränen	tears (crying)
Trichterbrust	pigeon breast
trinken	to drink
trocken	dry
Trommelfell	eardrum
Trommelschlegelfinger	drumfingers
Tupfer	swab
Uhrglasnägel	watchglass fingers
Ultraschall	ultrasonic scan
umfassend	comprehensive
Umgang	way of dealing with
Umgebung	environment, surroundings
Unbehagen	uncomfortableness
Unfall	accident
ungewöhnlich	unusual
unruhig	agitated, not calm
Unsicherheit	uncertainty
unterbrechen	to interrupt, to break off
Unterhemd	undershirt
Unterhose	underpants
Unterleib	pelvic area
Unterschied	difference
Unterseite	under-side
Untersuchung	examination
Unwohlsein	malaise
Ursache	cause
Übelkeit	nausea
überdehnt	overstretched
übernehmen	to overdo
Übersetzung	translation
Überwachung	to monitor, to supervise

Übungen	exercises
verantwortlich	responsible
Veränderung	change
verbieten	to forbid
Verbindung	connection, relationship
Verbrennung	burn
Verdauung	digestion
Verfärbungen	to change colour
Vergangenheit	past
vergessen	to forget
vergewissern	to make certain of
vergleichen	to compare
Verhaltung	behaviour
Verhütungsmaßnahmen	contraceptives
Verkehr	sexual intercourse
verlangen	to demand, to require
verlassen	to leave
Verletzung	injury
verlieren	to lose
vermeiden	to prevent
vermuten	to suspect
verschwinden	to disappear
Versicherungen	insurance
Verständnis	understanding
Verschreibung	prescription
Verstopfungen	constipation
verstorben	deceased
Versuche	attempt
Vertrauen	trust
verwirrt	confused
vollständig	complete
Voraussetzung	presupposition
Vorbereitungen	preparation
vorbeugen	prevention
vorgewölbt	protruding
Vorschuljahre	preschool years
vorsichtig	cautious
Waage	scale
wachsam	watchful
wachsen	to grow

Waden	calf
Wahrnehmung	awareness
Wangen	cheeks
Warze	wart
Wattebausch	cottonball
Wechseljahre	change of life (menopause)
weh	pain
Wehen	labour pains
weiblich	female
weich	soft
Windpocken	chickenpox
Wirbelsäule	spinal cord
Wochenbett	lying in (post-partum)
Wucherungen	growths
Wurmfortsatz	appendix
Würde	dignity
Würgreflex	gag reflex
Zahl	number
Zahnersatz	dentures
Zahnfleisch	gums
Zange	forceps
Zähne	teeth
Zeh	toe
zittern	to tremble, shake
Zukunft	future
Zungenspatel	tongue depressor
zurückziehen	to pull back
Zusammenarbeit	cooperation
Zwerchfell	diaphragm
Zwischenblutungen	irregular bleeding (between menstrual periods)

Glossary
English – German

ability	die Fähigkeit
abortion	der Schwangerschaftsabbruch
accident	der Unfall
ache	der Schmerz, weh tun
acuity	die Schärfe
additional	zusätzlich
adjust	einstellen, anpassen
admission	die Aufnahme, der Zugang
adult	der Erwachsene
advance	vorrücken, vorgehen, Fortschritte machen
affect	Einfluß haben auf, beeinflussen
afraid	Angst haben, fürchten
age	das Alter
agencies	die Hilfsdienste
aid	die Hilfe
air	die Luft
alarm	die Warnung
alert	wachsam, vorsichtig, umsichtig
alive	lebendig
allow	erlauben, zulassen
ambulance	der Krankenwagen
amount	die Menge, der Betrag
angle	der Winkel
angry	zornig, böse, wütend
animated	belebt, lebhaft
ankle	der Fußknöchel
anterior	vorder, voranstehend
anxiety	die Angst, die Sorge
apical	an der Spitze
appear	erscheinen, sich zeigen
appearance	das Erscheinen, das Auftreten
appendix	der Blinddarm, der Anhang
apply	anwenden, auftragen, anlegen
appropriate	angemessen, geeignet, passend
approximate	annähernd, ungefähr
arise	entstehen, auftauchen
armpit	die Achselhöhle

assess	festsetzen, einschätzen, beurteilen
assessment	die Einschätzung
assistance	der Beistand, Unterstützung
assure	sichern, sicher machen
athlete's foot	Fußpilz
attack	der Anfall
attempt	der Versuch
attention	die Aufmerksamkeit
attitude	die Haltung, die Einstellung
availabe	vorhanden, verfügbar
background	der Hintergrund
balance	das Gleichgewicht
ball	das Kugelgelenk, (Fuß-)ballen
bear	tragen, ertragen, leiden
believe	glauben, meinen
bell	die Glocke
bend	sich beugen, biegen
beyond	darüber hinaus
birthmark	das Muttermal, Hämangiom
bite	der Biß, beißen
bitter	herb, verbittert
blade, shoulder	das Schulterblatt
blank	leer, die Lücke
bleed	bluten
bloodshot	blutunterlaufen
bluish	bläulich
bone	der Knochen
border	der Rand, die Abgrenzung
bother	plagen, belästigen, quälen
bowel	der Darm, der Dickdarm
brace	der Halter, das Trageband
break	der Bruch, Fraktur
breast	die Brust
breath	der Atem
breathe	atmen
bridge of the nose	der Nasenrücken
brittle	spröde, brüchig
bruise	die Prellung, die Kontusion
bruit	das Geräusch, das Lederknarren
buttocks	das Gesäß, die Hinterbacke

cabinet	der Schrank
calluses	die Schwiele
calm	ruhig, still
calf	die Wade
canal	der Gang, Ductus
cancer	der Krebs
caretaker	die betreuende Person
carry	tragen, übertragen
case	der Fall
cast	der Gipsverband
cause	die Ursache, verursachen
cavity	der Hohlraum
caesarean section	der Kaiserschnitt
change	wechseln, ändern, die Veränderung
chart	das Krankenblatt, die Kurve
check-up	die Kontrolle, Überprüfung, die Untersuchung
cheek	die Backe, die Wange
chest	die Brust, der Brustkorb
chew	kauen
chickenpox	die Windpocken, die Varizellen
childbirth	die Entbindung
childhood	die Kindheit
child-bearing	das Gebären, die Niederkunft
chin	das Kinn
circulation	der Kreislauf
circumcision	die Beschneidung
clarification	die Abklärung
classmates	die Klassenkameraden
clean	sauber, rein
cleansing	die Reinigung
climax	der Höhepunkt
climb	steigen
closed	geschlossen
clot	das Gerinnsel, koagulieren
cloudy	dunkel, trübe, unscharf, wolkig
coated	mit Belag überzogen, belegt
collect	sammeln
column	Säule, Wirbelsäule
compare	vergleichen
complement	ergänzen, die Ergänzung
complete	vollständig, völlig

comprehensive	umfassend
concern	betreffen, das Interesse
condition	der Zustand
conduct	durchführen
confidentiality	die Vertrautheit
congestion	der Andrang, die Stauung
consciousness	das Bewußtsein
consider	ins Auge fassen, sich überlegen
constipation	die Verstopfung
constrict	einengen
contents	der Inhalt
contraceptive	das Verhütungsmittel empfängnisverhütend
contract	zusammenziehen
control	die Prüfung, lenken
cope	fertig werden mit
costal area	der Rippenbereich
cough	der Husten, husten
co-workers	die Mitarbeiter
crush	zerquetschen, zerdrücken
cuff	die Manschette
current	gegenwärtig, derzeitig
curvature	die Krümmung
daily	täglich
damage	der Schaden, die Verletzung
damped	abgeschwächt
dandruff	die Kopfschuppen
darken	verdunkeln
deal with	erledigen, fertig werden mit, umgehen mit
death	der Tod
decongestant	schleimlösend
decrease	der Rückgang, vermindern
deep	tief
define	begrenzen, abgrenzen
deformity	die Mißgestaltung, die Mißbildung
delivery	die Entbindung
dentures	das künstliche Gebiß
depressor, tongue	der Zungenspatel
description	die Beschreibung
design	der Entwurf, entwerfen, planen

desire	der Wunsch, wünschen, begehren
detect	feststellen, entdecken
determine	bestimmen, festlegen
development	die Entwicklung
deviation	die Abweichung
device	das Gerät
die	sterben
difference	der Unterschied
difficult	schwierig, mühsam
digest	verdauen
digestion	die Verdauung
dilate	erweitern, ausdehnen
direct	unmittelbar
directions	die Anweisung, Anordnung
disappear	verschwinden
disc (disk)	die Scheibe, Papille
discharge	der Ausfluß, eitern
discolouration	die Verfärbung
discomfort	das Unbehagen
discover	entdecken, erkennen
disease	die Krankheit
disorder	die Erkrankung, Störung
displace	versetzen, verschieben
distal	der Körpermitte entfernt
distance	die Entfernung
distinct	abgesondert, getrennt
distracted	verwirrt, zerstreut
distribute	verteilen
disturbance	die Störung, Beunruhigung
dizzy	schwind(e)lig
drape, to drape	das Tuch, bedecken
droop	herabhängen
drumstick-fingers (clubbing)	Trommelschlägelfinger
dullness	(Schmerz) Dumpfheit
dying	im Sterben liegen, sterbend
ear	das Ohr
eardrum	das Trommelfell
earlobe	das Ohrläppchen
ejaculation	der Samenerguß
elbow	der Ellenbogen

elicit	hervorlocken
elimination	die Ausscheidung
embarrassing	peinlich, ungelegen
embarrassment	die Verlegenheit
encouraging	ermutigend
enlarged	vergrößert
epigastrium	die Oberbauchgegend
evaluation	die Auswertung, Bewertung
evidence	das (An)zeichen, der Beweis
examination	die Untersuchung
examine	untersuchen, prüfen
example	das Beispiel
excoriation	das Abschälen, die Wundreibung
exercise	bewegen, in Übung halten
exertion	die Anstrengung, Anspannung
exhausted	erschöpft, verbraucht
exhibit	zeigen, aufweisen
experience	die Erfahrung, erfahren
expose	bloßlegen, freilegen, freipräparieren
extensive	ausgedehnt, umfassend
eyelid	das Augenlid
faint	in Ohnmacht fallen
feel	fühlen, wahrnehmen, empfinden
feelings	die Gefühle
fever	das Fieber
fibre	die Faser, der Charakter
filling	die Füllung, die Plombe
finding	der Fund, die Entdeckung
fissure	der Spalt, die Ritze
fist	die Faust
flaking	schuppig, flockig
flatulence	die Blähung
forceps	die Zange
forearm	der Unterarm
forehead	die Stirn
foreskin	die Vorhaut
frequent	häufig
frightening	erschreckend
frothy	schaumig, schäumend
fumes	die Dämpfe
funnel	der Trichter

gag	der Brechreiz
gain	gewinnen, zunehmen
gait	die Gehweise
gauze	die Gaze, Mull
gentle	sanft, weich, leise
gland	die Drüse
glove	der Handschuh
goal	das Ziel
gout	die Gicht
gradually	allmählich
grasp	(er)greifen
groove	die Nut, Rinne, Furche, Sulcus
grow	wachsen
growth	das Wachsen, die Wucherung
gums	das Zahnfleisch
habits	die Gewohnheiten
hamstring	die Kniesehne
happen	geschehen, zustandekommen
hard	hart, schwer zu bewältigen
headache	das Kopfweh, Kopfschmerzen
hearing	das Gehör
heartburn	das Sodbrennen
heave	hochziehen, sich heben (und sinken)
heavy	schwer, massiv, benommen
heel	die Ferse
height	die Körpergröße
hernia	der Bruch, Hernie
hiccups	der Schluckauf
hint	der Wink, die Andeutung
hip	die Hüfte, Lende
hoarse	heiser, rauh
hobbies	die Freizeïtbeschäftigungen
hospitalisation	der Krankenhausaufenthalt
hot flashes, flushes	die Hitzewallungen
humid	feucht, naß
identification	die Identifizierung
illness	die Krankheit
imagine	einbilden, vorstellen
immunisation	die Immunisierung
implementation	die Ausführung, Erfüllung

impression	der Eindruck
include	einschließen, umfassen
independence	die Unabhängigkeit
indicate	anzeigen, angeben, andeuten
indication	der Hinweis, die Indikation
indigestion	die Verdauungsstörung
infection	die Ansteckung
infertility	die Unfruchtbarkeit
inflammation	die Entzündung
inhale	inhalieren, einatmen
inherited	ererbt, vererbt, angeboren
injure	verletzen
insert	einführen
instrument	Instrument, Gerät
insurance	Versicherung
intercourse	der Verkehr, Umgang
interfere	sich einmischen
interruption	die Unterbrechung, Stockung
invaluable	unschätzbar, unbezahlbar
investigation	die Erforschung, Untersuchung
irregularity	die Unregelmäßigkeit, Uneinheitlichkeit
itch	das Jucken, Kribbeln
itching	das Jucken
jaundice	die Gelbsucht
jaw	der Kiefer, Kinnbacken
joint	die Verbindung, Fuge, der Verband
kidney	die Niere
knee-bend	die Kniebeuge
knob	der Knopf, Griff, Knoten (anat. Vorsprung, Höcker, Auswuchs)
labour	Wehen
laxative	abführend, stuhlgangfördernd
lesion	die Verletzung, Läsion
level	Niveau, Stand
lice	Läuse
limitation	die Begrenzung
limping	Hinken, Claudicatio intermittent
liquid	Flüssigkeit
liver	die Leber

lobe	der Lappen
localized	lokalisiert, umschrieben
loss	der Verlust, Ausfall
lubrication	Ölen, Schmierenöl, gleitendmachen
lump	Klumpen, Beule, Schwellung
lustrous	glänzend, strahlend
maintain	erhalten, aufrechthalten
mallet (rubber)	der Reflexhammer
manner	die Art, die Art und Weise
margin	der Rand, Seitenrand
masses	die Masse, Menge, Ansammlung
meaning	die Bedeutung, der Sinn
measles	Masern
measureable	meßbar, absehbar
medication	die Verordnung
memory	das Gedächtnis, Erinnerung
mental	geistig
midwife	die Hebamme
minimize	das Mindestmaß
miscarriages	das Mißlingen, Fehlgeburt
mobility	die Beweglichkeit
moist	feucht, naß
moistened	angefeuchtet
mole	das Muttermal, der Leberfleck
monitored	überwacht
moveable	beweglich
movement	die Bewegung
mucous membranes	die Schleimhaut
mucus	der Schleim
nausea	die Übelkeit, der Brechreiz
necessary	notwendig, nötig, erforderlich
neck	der Hals, der Nacken
nipple	die Brustwarze
nodule	das Knötchen, Knöllchen
noise	das Geräusch
non-tender	unempfindlich
non-threatening	nicht drohend
nostril	Nasenloch
notify	anzeigen, bekanntgeben, melden
numbness	die Gefühllosigkeit eines Gliedes, die Taubheit eines Gliedes

obese	beleibt, fettleibig, korpulent
observation	die Beobachtung, die Wahrnehmung
observe	beobachten, wahrnehmen, feststellen
occult	verborgen, okkult
odour	der Duft, der Geruch
oily	ölig, ölhaltig, fettig
opportunity	günstige Gelegenheit, die Möglichkeit
orgasm	Orgasmus
outstretch	ausstrecken
outstretched	ausgestreckt
overbite	Überbiß
pad	die Unterlage, Kompresse
pain	der Schmerz
pale	blaß, bleich werden, erbleichen
pallor	große Blässe, sehr blasses Aussehen
palmar	die Handfläche
palpitation	Herzklopfen
particular	einzeln, individuell
passing	vorübergehend, flüchtig
patch	die Augenklappe, die Augenbinde
pattern	das Muster
perception	die Wahrnehmung
perforation	die Durchbohrung, Durchlochung
perform	machen, durchführen
period	die Periode
personality	die Person, die Persönlichkeit
perspiration	der Schweiß, das Schwitzen
pet	das Haustier
physiotherapy	die Physiotherapie, Heilgymnasik
pillow	das Kopfkissen
pin	die Stecknadel
pinch	kneifen, zwicken, quetschen
pinna	die Ohrmuschel
pitch	die Tonhöhe
placement	das Placieren, die Anlage
pleurisy	die Rippenfellentzündung
pock-marked	pockennarbig entstellt
pointed	zugespitzt, spitzig
pointing	das Zuspitzen, Zeigen
posture	die Körperhaltung, Stellung
potential	möglich, latent

practice	die Praxis, Gewohnheit
pregnant	schwanger
pregnancy	die Schwangerschaft
premature	frühzeitig, vorzeitig, verfrüht
preparation	die Vorbereitung
prepare	vorbereiten, herstellen
prescription	das Rezept
present	darbieten, vorbringen
press	zusammendrücken, zusammenpressen
preventive	verhütend, vorbeugend
prick	stechen
proceed	vorwärtsgehen, weitergehen
progress	der Fortschritt
protect	beschützen
protrude	herausstrecken, hervorstrecken
puffy	aufgeblasen, aufgedunsen
pull	das Ziehen, Zerren
purpose	der Vorsatz, Entschluß, Vorhaben, Zweck
radiate	glänzen, strahlen, leuchten
raise	aufrichten, aufrecht stellen
range	anordnen, aufreihen, einordnen
rash	der Hautausschlag
reach	reichen, die Hand ausstrecken
reason	die Ursache
recently	neulich, unlängst, kürzlich
recognition	die Wiedererkennung
record	die Niederschrift, Aufzeichnung
recover	wiedererlangen, wiedererhalten
recovery	die Wiedererlangung
recreation	die Erholung, Unterhaltung
reduce	vermindern, verringern
refer	überweisen
regular	regelmäßig, gleichmäßig
relationship	die Verwandtschaft
relax	entspannen
release	loslassen
relevant	erheblich, wichtig
reliability	die Zuverlässigkeit
relieve	erleichtern, mildern, lindern
remain	zurückbleiben, übrigbleiben

remember	sich erinnern an, sich besinnen auf
remote	entfernt
remove	wegbringen, wegschaffen
rent	die Wohnungsmiete
repeat	wiederholen
replace	wieder hinstellen
report	der Bericht
requirement	die Bedingung, Anforderung
research	Forschungen anstellen, forschen
resistance	der Widerstand
respiratory	Atem, Atmung
response	die Antwort, Erwiderung
responsible	verantwortlich
rest	die Ruhe, Nachtruhe
result	das Ergebnis, Resultat
retardation	die Verzögerung, Verlangsamung
retract	zurückziehen
return	zurückkehren, zurückkommen
reveal	aufdecken, enthüllen
review	die Durchsicht, Überprüfung
rib	die Rippe
ribcage	Brustkorb
risk	die Gefahr, das Wagnis
rotate	sich drehen, kreisen
rough	rauh, uneben
round	rund
rub	das Reiben, die Reibung
saliva	der Speichel
satisfy	befriedigen, erfüllen
scaling	das Abschuppen
scalp	die Kopfhaut
scan	skandieren, kritisch bzw. genau prüfen
scare	erschrecken, in Schrecken versetzen
scarlet	das Scharlachrot
scratch	kratzen
screen	der Schirm, die Blende, die spanische Wand
season	die Jahreszeit
secretion	die Absonderung, das Sekret
semen	das Sperma
sense	der Sinn, Sinnesorgan

sensitive	empfindend, empfindlich
sensitivity	die Empfindungsfähigkeit, Empfindlichkeit
serious	ernst (gemeint), ernsthaft
service	der Dienst
sew	nähen
shaft	der Schaft, Stiel, Griff
sharp	scharf, spitz
shimmer	schimmern, flimmern
shin	das Schienbein
shine	der Schein, Glanz
shortness	die Kürze
shot	Einspritzung, Schuß
schoulder	die Schulter
side	die Seite
sign	das Zeichen
sink	sinken, versinken
sinus	Nebenhöhle
size	Körpergröße, Menge
skill	die Geschicklichkeit
skin	die Haut
skin – dimpling	umschriebene Einziehung der Haut
skull	der Schädel, die Hirnschale
sleep	schlafen, übernachten
slide	gleiten, rutschen
slight	schwach, mild
smear	einschmieren, einreiben
smell	der Geruchssinn, Geruch
smooth	glatt, eben
snore	das Schnarchen
sole	die Fußsohle
sore	wund, schmerzhaft
sour	sauer, herb
source	die Quelle, Ursprung
specimen	die Probe, das Muster
spinal	Rückgrat-, Rückenmark
spine	das Rückgrat, die Wirbelsäule
spleen	die Milz
splitting (headache)	rasende Kopfschmerzen
sponge	der Schwamm
spot	der Flecken
sprain	die Verrenkung, Verstauchung

spread	ausbreiten, ausdehnen
squeeze	der Druck, das Drücken, Pressen, Quetschen
squint	schief, schräg
stable	stabil, standfest, unverändert
start	anfangen, beginnen
stiffness	die Steifheit
still	still, ruhig, regungslos
stillbirth	die Totgeburt
stirrup	der Fußhalter, Extensionsbügel
stool	Stuhlgang
straining	Drücken beim Stuhlgangmachen, Stuhlzwang, Darmtenesmus
stream	der Strom, Strahl
strength	die Kraft, Kräfte, Stärke
strengthen	stärken, stark machen
strep	der Streptokokkus
stretch	strecken, spannen, ziehen
stretching	die Zerrung, Dehnung, zerren, dehnen
stringy	faserig, zäh
stroke	der Schlag, Schlaganfall
sudden	plötzlich, unvorhergesehen
suffer	ertragen, erdulden, erleiden
sufficient	genügend, ausreichend
suggest	vorschlagen, andeuten
support	stützen, unterstützen, erhalten
suppositories	Suppositorium, Zäpfchen
suspicion	der Verdacht, das Mißtrauen
surgery	die Chirurgie, die Operation
swab	der Tupfer, Abstrichtupfer
swallow	schlucken
sweat	der Schweiß, schwitzen
swelling	die Schwellung, anschwellen
talkative	gesprächig, redselig
tap	punktieren
tarry	teerig
tasks	die Aufgabe
taste	schmecken, kosten, probieren
teeth	Zähne
tenderness	die Empfindlichkeit
tendon	die Sehne

tense	gespannt, straff
tension	die Spannung, Dehnung
thin	dünn, dünnflüssig, mager
thirsty	durstig
threatening	drohend
thrill	die Vibration
throat	der Hals, die Kehle, Gurgel
throbbing	das Klopfen, klopfend
thrust	stoßen, stecken, schieben
thumb	der Daumen
thyroid	die Schilddrüse
tight	straff, fest sitzend, eng
tip	die Spitze
tissue	das Gewebe
toe	die Zehe
tongue	die Zunge
tonsil	die Mandeldrüse, Tonsillen
tool	das Werkzeug, Instrument
transfusion	die Transfusion, Blutübertragung
transparent	durchsichtig
treatment	die Behandlung
trembling	das Zittern, zitternd
trust	das Vertrauen
tug	heftiger Zug, das Zerren
tuning	das Einstimmen
turbinate	die Nasenmuschel
ulcer	das Geschwür, der Ulkus
ultrasonic	der Ultraschall
unconscious	bewußtlos
underpants	die Unterhose
undershirt	das Unterhemd
underside	die Unterseite
understanding	das Verständnis
undress	ausziehen, entkleiden
upset	aufgeregt
useful	nützlich, brauchbar
vaccine	der Impfstoff
valve	die Klappe, das Ventil
varicose	die Krampfader, krampfadrig
vein	die Vene

venereal	die Geschlechtskrankheit, geschlechtlich
vertebrae	die Wirbeln
vessel	das Gefäß
voice	die Stimme
vomit	das Erbrechen, sich erbrechen
waist	die Taille
warning	die Warnung, rechtzeitig ankündigen, warnen
wart	die Warze, der Auswuchs
watchglass	das Uhrglas
weakness	die Schwäche, Schwachheit
weigh	wiegen, abwiegen
weight	das Gewicht
wheezing	pfeifendes Atmen
whisper	das Flüstern
whistling	pfeifend
whole	ganz, gesamt
whooping-cough	der Keuchhusten
width	die Weite, Breite
wipe	wischen, abwischen, abreiben, abtrocknen
withdraw	zurückziehen, wegnehmen, entfernen
worried	besorgt, geängstigt, beunruhigt
worse	schlechter, schlimmer, übler
worst	schlimmst, schlechtest
wrist	das Handgelenk
X-ray	röntgen

Aus unserem Fachbuch-Programm

Steuer
Krankenhaushygiene
3. Aufl. 1988. X, 458 S.,
66 Abb., 60 Tab.,
kart. DM 32,80
(gustav fischer taschenbuch)

Steuer
Hygiene in der ärztlichen Praxis
1987. VIII, 237 S., 8 Abb.,
10 Tab., kart. DM 26,80
(gustav fischer taschenbuch)

Sachse
Manuelle Untersuchung und Mobilitätsbehandlung der Extremitätengelenke
4. Aufl. 1986. 198 S., 103 Abb.,
kart. DM 26,–
(gustav fischer taschenbuch)

Reinecke/Wahl/Wurst/Frost
Notfälle im Alltag einer Praxis
1987. VIII, 182 S., 11 Abb.,
kart. DM 18,–
(gustav fischer taschenbuch)

Brenner
Rechtskunde für das Krankenpflegepersonal und andere Berufe im Gesundheitswesen
3. Aufl. 1987. XIV, 428 S.,
kart. DM 28,–
(gustav fischer taschenbuch)

Rave-Schwank/Winter von Lersner
Psychiatrische Krankenpflege
5. Aufl. 1990. Etwa 264 S.,
etwa 10 Abb., etwa 10 Tab.,
kart. DM 22,80
(gustav fischer taschenbuch)

Vetter
Psychiatrie
1989. XVI, 340 S., 10 Abb.,
24 Tab., kart. DM 28,–

Jecklin
Arbeitsbuch Krankenbeobachtung
als Teil der Krankenpflege
1988. X, 222 S., zahlr. Abb.
und Tab., kart. DM 26,80

Preisänderungen vorbehalten.

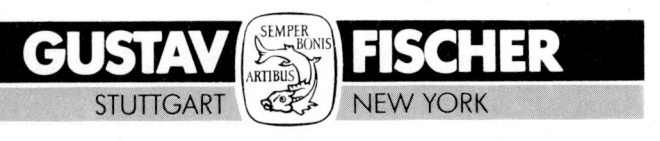

GUSTAV FISCHER
SEMPER BONIS ARTIBUS
STUTTGART · NEW YORK

Aus unserem Fachbuch-Programm

Schriml
Praxisfibel
Handbuch für den Praxisalltag
1989. Etwa 250 S., 10 Formularvordrucke, 6 Tab., kart. etwa DM 29,80
(Praxisbibliothek der Arzthelferin, Bd. 1)

Hoppe
AiP – Arzt im Praktikum und Praktisches Jahr
1989. Etwa 180 S.,
kart. etwa DM 22,80

Bircher/Lotterer
Klinische-pharmakologische Datensammlung
1988. XII, 430 S.,
kart. DM 29,80
(gustav fischer taschenbuch)

Adler/Hemmeler
Praxis und Theorie der Anamnese
Zugang zu den biologischen, psychischen und sozialen Aspekten des Kranken
2. Aufl. 1989. XVI, 319 S.,
kart. DM 48,–

Lodewick
Die Körperliche Untersuchung
1981. XIV, 278 S., 483 Abb.,
kart. Studienausg. DM 34,–

Strubelt
Elementare Pharmakologie und Toxikologie
3. Aufl. 1989. XIV, 211 S.,
kart. DM 19,80 (UTB 1162)

Hofmann/Kleinsorge
Kleine Pharmakologie
für medizinische und pharmazeutische Assistenzberufe
5. Aufl. 1987. XVI, 342 S.,
30 Abb., 42 Tab.,
kart. DM 19,80
(gustav fischer taschenbuch)

Sachse
Manuelle Untersuchung und Mobilisationsbehandlung der Extremitätengelenke
4. Aufl. 1986. 198 S., 103 Abb.,
kart. DM 26,–
(gustav fischer taschenbuch)

Preisänderungen vorbehalten.

GUSTAV FISCHER
STUTTGART   NEW YORK